Aktiv Depressionen vorbeugen

Carolina Kattan

Aktiv Depressionen vorbeugen

Der Wochenratgeber für mehr Selbstwirksamkeit und Lebenszufriedenheit

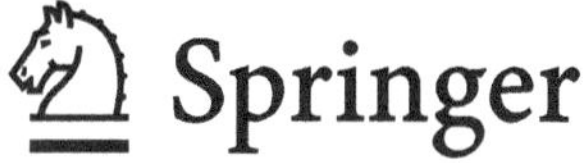

Carolina Kattan
Düsseldorf, Deutschland

ISBN 978-3-662-58479-8 ISBN 978-3-662-58480-4 (eBook)
https://doi.org/10.1007/978-3-662-58480-4

Die Deutsche Nationalbibliothek verzeichnet diese Publikation in der Deutschen Nationalbibliografie; detaillierte bibliografische Daten sind im Internet über http://dnb.d-nb.de abrufbar.

Springer

Umschlaggestaltung: deblik Berlin
Fotonachweis Umschlag: © Lilya / stock.adobe.com

Springer ist ein Imprint der eingetragenen Gesellschaft Springer-Verlag GmbH, DE und ist ein Teil von Springer Nature.
Die Anschrift der Gesellschaft ist: Heidelberger Platz 3, 14197 Berlin, Germany

WER DU SEIN KANNST,
WENN DU WEISST,
WER DU BIST.

Vorwort

Niemand möchte betroffen sein und doch betrifft es jeden fünften Menschen im Laufe seines Lebens. Depressionen sind die Volkskrankheit Nummer Eins. Die Weltgesundheitsorganisation schätzt die Zahl der Menschen mit Depressionen in Deutschland auf über vier Millionen.

Interessenverlust, Schlafstörungen, Konzentrationsschwierigkeiten, Antriebslosigkeit und allgemeine Müdigkeit sind einige Vorboten, die uns alarmieren sollten, etwas dagegen zu unternehmen.

Manchmal gibt es eine familiäre Belastung, häufig sind es jedoch unerwartete Lebensumstände oder belastende Erfahrungen und bedrückende Gefühle, die zu einer depressiven Stimmungslage führen. Eine Depression entwickelt sich meist schleichend. In vielen Fällen können wir jedoch selbst einen gesundheitsfördernden, stimmungsaufhellenden Einfluss auf unsere Lebenssituation nehmen. Wir können beispielsweise durch positives Denken einer gedrückten Stimmung entgegenwirken und unser körperliches und psychisches Befinden verbessern. Dieser Ratgeber stellt verschiedene Möglichkeiten vor, wie man die Lebenszufriedenheit steigern und das Wohlbefinden nachhaltig beeinflussen kann. Übungsaufgaben zur Verbesserung der Achtsamkeit und der Selbstwahrnehmung sind ebenso wichtig wie die Übernahme antidepressiver Denkweisen und eine zielorientierte Lebensführung. Wenn wir auf unsere grundlegenden Bedürfnisse achten und einige individuelle Gegebenheiten berücksichtigen, so können wir eigenverantwortlich unsere Lebenszufriedenheit steigern. Die Beziehung zu uns selbst entscheidet maßgeblich darüber, wie wir uns im Leben fühlen, ob wir eine Depression entwickeln oder ob wir rechtzeitig von unseren Kraftquellen Gebrauch machen, um unser inneres Gleichgewicht wiederzufinden.

Dieses Arbeitsbuch hilft dabei, ungünstige Gewohnheiten und Denkmuster im Alltag zu erkennen und ungesunde Lebensumstände zu verändern.

Wir Menschen sind dazu in der Lage Selbstheilungskräfte zu mobilisieren, aber dafür müssen wir bereit sein uns selbst kennenzulernen und anzunehmen, mit all unseren Sonnen- und Schattenseiten. Je selbstbestimmter, selbstfürsorglicher und eigenverantwortlicher wir handeln, desto unwahrscheinlicher ist die Entwicklung einer depressiven Episode.

Alle Übungen zielen darauf ab den Grad an Autonomie und Selbstbestimmung im Leben zu erhöhen, so dass wir unsere Interessen eigenmächtig und selbstbestimmt vertreten können. Die daraus entstehenden Gefühle der Freude und Lebenslust stärken unsere Widerstandsfähigkeit, so dass wir auch in schwierigen Lebenssituationen den Glauben an unsere eigene Kraft spüren und einer gedrückten Stimmung entgegenwirken können.

Inhaltsverzeichnis

Einführung 1

1. **Woche: Achtsamkeit im Alltag** 9

2. **Woche: Achtsamkeit im Detail** 15

3. **Woche: Struktur im Alltag** 19

4. **Woche: Selbstbewusstsein** 35

5. **Woche: Selbstwahrnehmung** 39

6. **Woche: Selbsterkenntnis** 43

7. **Woche: Wahrnehmung** 47

8. **Woche: Selbstreflexion** 53

9. **Woche: Zielorientierung** 59

10. **Woche: Ressourcenaktivierung** 65

11. Woche: Wohlbefinden 71

12. Woche: Selbstwirksamkeit 77

13. Woche: Selbstfürsorge 85

14. Woche: Stressmanagement 91

15. Woche: Dankbarkeit 97

16. Woche: Selbstmanagement 107

17. Woche: Selbstannahme 115

18. Woche: Zukunftsplanung 121

19. Woche: Lebenslinie 125

20. Woche: Selbstheilung 131

21. Woche: Selbsterfahrung 135

22. Woche: Glaubenssätze 139

23. Woche: Bewältigungsstrategien 153

24. Woche: Resumé 157

Literaturverzeichnis 165

Einführung

Manchmal *drückt der Schuh,* aber wir wissen noch nicht genau, was wir verändern können, um wieder leichtfüßig und beschwingt durch das Leben zu gehen.

Jeder kennt Phasen, in denen man *auf der Stelle zu treten* scheint, unproduktiv ist oder sich in der eigenen Haut unwohl fühlt. Häufig halten diese negativen Zustände länger an als nötig, da wir den Hebel nicht finden, um wieder in einen positiven, optimistischen Modus umzuschalten. In diesen Zeiten der Niedergeschlagenheit, wo Sorgen und Zukunftsängste zur Plage werden können, befinden wir uns auf einer anderen Bewusstseinsebene als zu Zeiten, in denen es uns gut geht und wir von einer positiven Grundstimmung getragen durchs Leben reisen. Das kann auch dazu führen, dass sich unsere gesamte Wahrnehmung verändert. Wir können jedoch lernen unsere Wahrnehmung, unser Denken und unser Fühlen zu regulieren.

Mangelnde Bewusstheit für den Moment lässt Grübelkreisläufe und Abwärtsspiralen überhaupt erst entstehen und führt dazu, dass wir uns auf eine uns krank machende Weise mit unseren Sorgen identifizieren. Deshalb wird in diesem Praxisbuch immer wieder der Fokus auf deine Achtsamkeit und auf das Leben *im Hier und Jetzt* gerichtet.

Wenn du diesen Ratgeber in den Händen hältst und dich auf einen Veränderungsprozess einlassen möchtest, dann hast du bereits einen wichtigen Schritt gemacht.

Die Lektüre wird deine Beziehung zu dir selbst und deinem Leben beleuchten, und bestenfalls auch positiv verändern. Dadurch kannst du dich im

C. Kattan, *Aktiv Depressionen vorbeugen*, https://doi.org/10.1007/978-3-662-58480-4_1

Alltag weiterentwickeln und neue Lebensgefühle in dir wecken. So kannst du dein Glücksempfinden trainieren.

Auch wenn du vermutlich direkt mit den Übungen loslegen möchtest, sollten wir mit ein paar grundlegenden Informationen starten. Das ist wichtig, um Zusammenhänge zu verstehen und von diesem Buch bestmöglich zu profitieren.

Sind es doch die immer wiederkehrenden Fragen, die uns bewegen:

Welche Veränderung führt dazu, dass ich mich noch besser fühle und zufriedener bin?

Welchen Weg möchte ich gehen, damit sich mein Leben noch glücklicher, meine Arbeit erfolgreicher, mein Selbstwert stärker, meine Gefühlswelt echter und meine Persönlichkeit authentischer anfühlt?

Wenn ich überwiegend zufrieden bin, dann fühle ich mich lebendig und wertvoll. Aber wie gelingt mir das?

Wer ständig glücklich sein will, muss sich oft verändern, das sagte schon Konfuzius. Aber was können wir konkret verändern, um unsere Stärken besser zu nutzen?

Jeder hat seine eigene Vergangenheit mit der eigenen Geschichte und den dazugehörigen Erfahrungen und Gefühlen. Das hinterlässt Gedächtnisspuren in uns.

Wenn du wirklich daran arbeiten möchtest, dass sich dein Leben besser anfühlt, dann sei bereit hinzuschauen und beginne damit am besten noch heute.

Die Beziehung zu uns selbst beeinflusst maßgeblich unser Selbstwertgefühl und entscheidet darüber, wie wir durch das Leben gehen und uns dabei fühlen. Unser Selbstwertgefühl erhöht sich durch positives Feedback, beruflichen Erfolg, ein harmonisches Familienleben, allgemein also durch verschiedene äußere und innere Einflüsse. Der Aufbau eines stabilen Selbstwertgefühls klappt bei dem einen besser, als bei anderen. Manch einer fühlt sich klein und belanglos, sodass er sich unter dem Begriff *Selbstwert* nur wenig vorstellen kann. Durch unsere täglichen, kleinen Erfolgserlebnisse und das damit verbundene Hochgefühl können wir unseren Selbstwert steigern. Das ist ein aktiver Vorgang, der uns im Leben beflügelt und vorantreibt. Damit äußere Einflüsse sich auf unser Selbstwertgefühl positiv auswirken können, muss eine stabile Basis vorhanden sein, auf die weiter aufgebaut werden kann. Diese Basis müssen wir in uns selbst legen.

Die wichtigsten Bausteine unseres Selbstwertgefühls sind:

unsere Selbstannahme, unsere Eigenverantwortlichkeit, unsere Gegenwärtigkeit, unsere Selbstsicherheit und die persönliche Integrität.

Diese fünf Eigenschaften sind nicht von Geburt an vorhanden, und erst recht nicht bei jedem Menschen gleich stark ausgebildet. Die Ausprägung wird vor allem davon beeinflusst, wie wir unsere Kindheit erlebt haben und was wir über uns und die Außenwelt denken. Eine harmonische Beziehung zwischen unseren Gedanken, Körperempfindungen und Bedürfnissen unterstützt die Entwicklung dieser Basis, unserer eigenen Persönlichkeit.

Die Kunst eines erfüllten Lebens ist die Kunst des Lassens: Zulassen, Weglassen, Loslassen. Nur was genau können wir zulassen, was weglassen und was loslassen, damit es uns besser geht? Es erscheint sinnvoll, uns genau diese Fragen zu stellen, die persönlichen Antworten darauf zu finden und einer Prüfung zu unterziehen.

Wenn du die folgenden Aufgaben bearbeitest, wirst du auf einige deiner Lebensfragen Antworten finden. Die Grundlage für all unsere Entscheidungen sollte jedoch immer erst das Urteil sein, das wir über uns selbst fällen, denn unbewusst setzen wir alles um uns herum in Bezug zu uns selbst. Dafür müssen wir unseren Selbstwert gut kennen, denn nur so können wir diesen derart ausbalancieren, dass sich unser Privatleben und die berufliche Karriere frei und harmonisch entwickeln können. Ein übersteigertes Selbstwertempfinden, also ein aufgesetztes, unechtes Selbstwertgefühl, kann ebenso hinderlich sein wie ein geringes und herabgesetztes Selbstwertgefühl.

Wenn man beispielsweise den Erfolg eines Menschen in seinem Leben betrachtet, so fängt dieser nicht mit einer besonderen Leistung an, sondern mit einem besonderen Geisteszustand, den jeder erreichen kann. Unser Geisteszustand ist eine direkte Folge davon, wie wir uns und die Welt sehen, und aus unseren Interpretationen und Rückschlüssen daraus. Indem wir über diese Zusammenhänge nachdenken, verändern wir unseren Geisteszustand und werden so bewusst, effektiv und achtsam, dass wir alles schaffen können, was wir wollen.

Unser Leben wird wesentlich davon bestimmt, was wir denken und fühlen. Denken und Fühlen stehen in einer Wechselbeziehung, bedingen einander und können nicht unabhängig voneinander existieren.

Indem wir unsere alltäglichen Erlebnisse neu bewerten, können wir jegliche Erfahrungen in einen neuen Bezug setzen, was uns einen Perspektivwechsel ermöglicht. Häufig machen wir uns zum Beispiel das Leben durch sorgenvolle Gedanken selbst schwer. In den folgenden Wochen wird dir klar werden, dass du dich besser von einigen deiner negativen Gedanken trennen kannst, als es vielleicht heute der Fall ist. Denn wir sind weit mehr als das, was wir denken. Wir können beispielsweise unsere Gedanken selbst beobachten und sie dadurch beeinflussen lernen. Das jedoch ist ein sehr bewusster Vorgang, der Ruhe, Offenheit, Bereitschaft zur Veränderung, Geduld, Kraft und gedankliche

Klarheit erfordert. Vor allem mangelnde Klarheit der Gedanken bindet psychische Energie und lässt uns in Verwirrung verharren, sodass wir nicht genügend Kraft mobilisieren können, um unsere Ziele zu erreichen. Wenn wir nicht strukturiert sind und vielleicht etwas unorganisiert leben, bleiben wir weit hinter unseren individuellen Möglichkeiten oder sind nicht entschlossen genug. Diese Klarheit betrifft unser gesamtes Leben mit all seinen Facetten.

Hinsichtlich all unserer Gefühle, Gedanken und Handlungen haben wir viel mehr Gestaltungsmöglichkeiten als wir annehmen.

Wir allein sind für unser Leben verantwortlich und können einen wesentlichen Einfluss auf unser Denken und damit auch auf unser Fühlen nehmen. Unsere Reaktionen auf unkontrollierbare Ereignisse tragen zu unseren jeweiligen Lebensumständen bei. Doch haben wir immer die Möglichkeit, eine Verbesserung der Situation anzustreben. Im moralischen Sinne geht es im Leben darum, Dinge zu tun, hinter denen wir stehen. Das sind Handlungen, für die wir uns gerne verantworten. Wenn wir uns für unsere Umgebung verantwortlich fühlen, versuchen wir angemessen auf eine Situation oder Person zu reagieren. Wir versuchen durch unsere Präsenz eine angenehme Atmosphäre zu schaffen. Je authentischer wir sind, desto besser wird uns das gelingen. *Authentisch*, das heißt glaubwürdig sein, können wir nur, wenn wir mit uns selbst im Reinen sind und mit unseren Bedürfnissen und Wünschen in Einklang leben. Um diesen Zustand zu erreichen, müssen wir genau wissen, was uns zufrieden macht. Um uns lebendiger und echter zu fühlen, müssen wir wissen, was uns lebendig und echt macht. Um uns eins und stimmig mit uns selbst zu fühlen, müssen wir wissen, was unsere Integrität ausmacht. Wenn wir als Kinder keine Selbstsicherheit entwickeln konnten, so wird es uns schwerfallen, diese Dinge zu erspüren und einen eigenen Standpunkt zu vertreten.

Dieses Buch möchte dich darin unterstützen, mittels *Selbstreflexion* Klarheit über dich selbst zu erlangen und über das, was du im Leben willst und schaffen kannst. Klarheit macht dich frei für dein Vorankommen und öffnet neue Türen. Es sollte dir auch helfen, Entscheidungen zu treffen, die dich aus einer festgefahrenen Situation herausführen und dir mehr Freiheit in deinem Denken, Handeln und Fühlen verschaffen. Du kannst dir so mehr zutrauen, Hindernisse überwinden und neue Herausforderungen annehmen. Indem wir wieder lernen, auf unsere innere Stimme zu hören, sind wir uns selbst näher und können unsere Herzenswünsche wahrnehmen, sodass wir unser *wahres Sein* besser kennenlernen. Das wiederum hilft uns dabei, unser volles Potential zu entfalten.

Sich selbst zu spüren bezeichnet man als *Interozeption.* Wir lernen uns erst dann wirklich kennen, wenn wir unsere Körperempfindungen spüren und benennen können. Im Anschluss müssen wir sie bewusst wahrnehmen und richtig deuten, damit wir in angemessener Weise auf sie eingehen können. Wenn wir nicht wahrnehmen, was unser Körper und unsere Seele brauchen, können wir unseren Bedürfnissen nicht gerecht werden. Dieses Selbstempfinden entscheidet darüber, wie selbstsicher wir uns im Leben bewegen. Je besser aufkommende Empfindungen wahrgenommen werden, desto leichter ist es daraufhin, diese zu regulieren, so dass wir uns selbst beispielsweise rascher nach einer Phase der Aufgewühltheit beruhigen können. Eine gute Selbstregulationsfähigkeit reduziert unser Stressempfinden und lässt uns auch bei wachsenden Anforderungen den Überblick behalten. Diese Kontrolle über unsere Gefühle vermittelt uns Sicherheit und die Gewissheit, dass wir uns in schwierigen Lebenslagen selbst helfen können. Eine Verbesserung der Wahrnehmung unserer inneren Vorgänge hat zur Folge, dass es uns schwerer fallen wird zu ignorieren, was unser Herz bewegt.

In diesem Ratgeber werden dir verschiedene Denkanstöße gegeben und unterschiedliche Herangehensweisen vorgestellt. Du kannst für dich entscheiden, was dir gut gefällt und was du übernehmen möchtest.

Einzelne, teils aufeinander aufbauende Themen wie zum Beispiel *Achtsamkeit, Selbstwertgefühl, Entscheidungsfreiheit* und *Ressourcenaktivierung* werden wochenweise mit ausgewählten Aufgaben verdeutlicht. Ziel dieser Übungen sollte es sein, dass du deine neuen Erkenntnisse und Erfahrungen in dein Leben integrierst.

Die Aufgaben werden dir die individuellen Bedingungen, die dich und dein Leben ausmachen, verdeutlichen. Einige Visualisierungsübungen werden deine Vorstellungskraft fördern, was dir unter anderem helfen wird, deine Ziele konkreter fassbar zu machen. Eine möglichst klare Imagination fördert unsere Motivation und lässt uns die Attraktivität unserer Ziele im Vorfeld erahnen. Imagination ist die Fähigkeit, sich etwas vorzustellen. Der berühmte amerikanische Schriftsteller Napoleon Hill schrieb: „Wenn Sie es sich vorstellen können, haben Sie es in sich, es zu vollbringen." Während des Visualisierens wird unser Gehirn für die tatsächliche Ausführung trainiert. Dadurch aktivieren wir unsere Nervenbahnen, was wiederum unsere Fertigkeiten verbessert. Je genauer wir uns zum Beispiel unseren Tagesablauf mit den erforderlichen Aufgaben vorstellen können, desto leichter wird uns die Umsetzung fallen, da unser Gehirn einen Teil der Arbeit im Vorfeld geleistet hat. Die anschließende Verschriftlichung deiner Gedanken ist enorm wichtig, da sie deinen Realitätsbezug stärkt und dich in der tatsächlichen Umsetzung aller Vorhaben unterstützt. Der effektivste Weg, die Welt der inneren Empfindungen zu erschließen besteht darin, zu schreiben. Die meisten von uns haben ihre Gefühle schon einmal in einer wütenden, traurigen E-mail oder einem

Abschiedsbrief zum Ausdruck gebracht, nachdem uns jemand zum Beispiel enttäuscht oder hintergangen hat. In der Regel befreit sich dadurch unsere Seele, so dass es uns zügig besser geht, selbst wenn wir den Brief nie abgesendet haben. Manchmal ist es ausreichend, seinen eigenen Gedanken zuzuhören und den Assoziationen Raum zu bieten, die sich beim freien Schreiben ergeben. Auf diese Weise kann eine Vielzahl emotionaler Erlebnisse verarbeitet werden. Wenn man das Aufgeschriebene später noch einmal liest, können darin erstaunliche Wahrheiten entdeckt werden, die die persönliche Weiterentwicklung unterstützen. Indem wir über uns nachdenken, entwickelt sich unser Selbstverständnis. Wir erkennen, warum wir so sind, wie wir sind.

Zum Aufbau des Buches:

Dieses Übungsbuch ist – ähnlich wie ein Kalender – wochenweise aufgebaut und für 24 Wochen ausgelegt. Der Zeitaufwand pro Woche sollte nicht wesentlich über einer Stunde liegen. Du kannst aber auch dein eigenes Tempo finden und das Buch schneller durcharbeiten. Es empfiehlt sich jedoch, nicht durch die Aufgaben zu hetzen, sondern das Gelesene erst einmal *wirken* zu lassen. Möglicherweise werden dir nicht alle Übungen zusagen. Es ist völlig in Ordnung, wenn du zwischenzeitlich eine Woche Pause machst, falls du mit der gestellten Aufgabe nichts anfangen kannst oder meinst, nicht von ihr zu profitieren. Da die Vorgehensweise jedoch ungewohnt sein wird, solltest du versuchen, alle Aufgaben schriftlich und möglichst ausführlich mitzumachen, auch wenn du die Antworten im Prinzip bereits *weißt* oder diese sogar sehr präsent in deinem Kopf hast. Für deinen persönlichen Erfolg ist es wichtig, dass du dich genau an die Aufgabenstellung hältst und jede Aufgabe schriftlich bearbeitest. Es kann dir im Verlauf der Übungen helfen, wie in einem Tagebuch noch einmal etwas nachzuschlagen und deine eigene Entwicklung zu beobachten. Falls der Platz für deine Notizen nicht ausreicht, bediene dich bitte weiterer Blätter, die du mit den entsprechenden Seitenzahlen kennzeichnen kannst.

Achte darauf einen Stift zu verwenden, der nicht schmiert oder sich zu stark durchdrückt.

Erfolgreiche Menschen haben meist zuvor ihre Gedanken aufgeschrieben, ihre Ideen ausgearbeitet und ihre Ziele priorisiert. Um eine wirkliche Veränderung in unserem Verhalten oder unserer Geisteshaltung zu bewirken, bedarf es einer Vielzahl regelmäßiger Wiederholungen, sprich: *Übung*.

Drei Monate werden mindestens benötigt, um eine nachhaltige Verhaltensänderung und Bewusstmachung zu erzielen. Nur so können sich die neuen Erfahrungen und guten Gefühle in unserem Gehirn einprägen.

Während der Arbeit mit diesem Buch wirst du mit vielen Ebenen deines Seins in Berührung kommen und verschiedene Möglichkeiten kennenlernen, die du im Selbststudium anwenden kannst. Nach einer Woche hast du die jeweilige Methode jedoch nur *kennengelernt.* Um dich in deiner Achtsamkeit, deiner Gedankenkontrolle, deiner Gefühlswahrnehmung und letztlich deiner Suche nach dem individuellen *Glück* zu unterstützen, kannst du dieses Praxisbuch nach einem halben Jahr wieder von vorne beginnen. Die Übungen, die dir besonders gefallen haben, kannst du schon in den ersten Wochen wiederholen und fest in den Alltag integrieren.

Wenn du während der Bearbeitung für dich erkennst, dass du externe Hilfe in Anspruch nehmen, möglicherweise eine Psychotherapie machen möchtest, dann kannst du dich während der oft langen Wartezeit auf einen Therapieplatz mit diesem Übungsbuch darauf vorbereiten.

Selbst wenn du von dir sagen kannst, dass du, alles in allem, ein zufriedenes und glückliches Leben führst, wirst du während der Erarbeitung der einzelnen Kapitel viel Neues über dich erfahren. Es gibt immer persönliche Bereiche oder Lebensthemen, in denen noch eine Entwicklung stattfinden kann.

Selbstreflexion zu einem glücklichen, erfolgreichen und selbstbestimmten Leben ist ein lebenslanger Prozess.

1. Woche: Achtsamkeit im Alltag

Datum

Unser Alltag besteht aus etlichen Vorgängen, die weitgehend automatisch und unbewusst ablaufen. Beispielsweise waschen wir unsere Hände mehrmals täglich.

Wären wir den ganzen Tag über hundertprozentig aufmerksam und bewusst, dann bedeutete das für unseren Körper eine enorme Anstrengung. Insofern ist es physiologisch sinnvoll, dass wir manche Tätigkeiten im *Autopilot-Modus* bewerkstelligen. Das kann aber dazu führen, dass uns vieles unbewusst bleibt und der Tag an uns vorbeifliegt, ohne dass wir selbstbestimmt und aktiv an seiner Gestaltung mitgewirkt haben. Es verleitet uns dazu, durch den Tag zu hetzen.

Die automatisch ablaufenden Handlungen finden zwar einerseits auf einem hohen funktionalen Niveau statt und können augenscheinlich sehr effektiv sein. Andererseits aber können die Ruhephasen nicht wahrgenommen werden, die im natürlichen Tagesablauf erforderlich sind. Wir neigen dazu, Erschöpfungszustände aufgrund der ständig anstehenden Aufgaben zu verdrängen. Wir werden dazu erzogen, möglichst flexibel zu sein, und der Arbeitsalltag verlangt manchen so viel ab, dass sie ohne permanente Priorisierung, Zielplanung und Mehrarbeit nicht erfolgreich sein können. Der Arbeitstag ist somit ebenso stressig wie die Anforderungen einer heutigen Familien- und Freizeitgestaltung.

Das Innehalten und *Aktiv-Pause-machen* haben wir verlernt, oder wir haben es vielmehr nicht ausdrücklich vermittelt bekommen. Indem wir beginnen, wieder vermehrt den Momenten in unserem Leben Beachtung zu schenken, die unserer Seele guttun, können wir unser gesamtes Befinden entscheidend verbessern. Wenn wir uns auf diese Gegenwärtigkeit konzentrieren, können

C. Kattan, *Aktiv Depressionen vorbeugen*, https://doi.org/10.1007/978-3-662-58480-4_2

all unsere Sinne im Alltag viel mehr aufnehmen und lassen uns intensiver leben. Achtsamkeit ist nämlich eine gezielte Form der Aufmerksamkeit, die uns auf lange Sicht die Möglichkeit gibt, wahrzunehmen, wie es uns wirklich geht. Sie lässt eine Fokussierung auf unsere inneren Zustände, unsere Bedürfnisse und unsere Herzenswünsche zu.

In der ersten Übung kannst du erproben, wie es sich für dich anfühlt, einer einzigen Sache deine volle Aufmerksamkeit zu schenken. Unsere Konzentration gezielt auf eine entspannende oder motivierende Tätigkeit zu lenken, das kann uns viel Energie zurückgeben. Das ist eine einfache und zugleich praktikable Möglichkeit uns im Alltag etwas zu *gönnen* und den Akku wieder aufzuladen. Achtsamkeit führt außerdem dazu, dass wir die einzelnen Situationen eines Tages intensiver wahrnehmen und dann spüren, dass wir uns bestimmte Momente herausnehmen können, um sie ganz anders zu würdigen. So können wir lernen, das Leben richtig zu genießen. Dadurch reduziert sich automatisch unser Stressempfinden.

Achtsamkeit ist die Hingabe für den Moment. Diese Achtsamkeit leitet uns in einen Zustand der inneren Ruhe, in dem Hintergrundgeräusche, Sorgen, Zukunftsängste und die tägliche To-do-Liste idealerweise komplett ausgeblendet werden.

Was erlebe ich, wenn ich ein Getränk bewusst langsam trinke?

Trinkst du morgens zu Hause eine Tasse Kaffee? Oder vielleicht eher einen Tee, ein Glas Milch oder einen Smoothie?

Nimm dir bitte heute für dieses Getränk mindestens zehn Minuten Zeit und versuche, während du es langsam austrinkst, nichts anderes nebenbei zu machen. Achte zuvor darauf, alle Hintergrundgeräusche oder andere ablenkenden Einflüsse abzustellen. Um nicht dauernd auf die Uhr zu schauen, kannst du deinen Handywecker auf zehn Minuten einstellen. Während du dein Getränk achtsam austrinkst, beteilige alle deine Sinne, Riechen, Schmecken, Fühlen, Sehen und Hören aktiv daran.

Frage dich: *Schmeckt mir das Getränk? Warum schmeckt es mir so gut, dass ich es jeden Morgen trinke? Hat es immer dieselbe Farbe und Beschaffenheit? Welches Trinkgefäß benutze ich? Wie liegt es in der Hand? Genieße ich den Geschmack? Wie verändert sich das Gefühl im Mund, wenn es langsam abkühlt? Nehme ich den Vorgang des Schluckens bewusst wahr?*

All die Fragen kannst du dir in diesen zehn Minuten stellen, wenn du merkst, dass deine Gedanken abschweifen und dein Verstand versucht, sich mit anderen Dingen zu beschäftigen. Wenn es dir Schwierigkeiten bereitet, deine Gedanken auf den Vorgang des Trinkens zu begrenzen, dann kannst du bewusst deine Konzentration auf deinen Atem lenken, denn das steigert deine Fähigkeit, im Hier und Jetzt zu bleiben. Das bewusste Atmen wird auch in vielen Meditationen genutzt, um noch gegenwärtiger zu sein. Jeder Gedanke an andere Dinge, an deine Pläne oder deine Sorgen, erschwert dir die Übung, weil er dich vom Hier und Jetzt ablenkt.

In den folgenden Übungen kannst du deine eigenen Erfahrungen machen und notieren.

Beobachtung:

Welche Bedeutung hat dieser Moment oder dieses Ritual für mich?

Was beobachte ich, wenn ich mir bewusst Zeit für die Zahnpflege nehme?

Nimm dir am nächsten Tag bitte das Zähneputzen vor und konzentriere dich darauf auf ähnliche Weise wie in der ersten Übung. Nimm dir fünf Minuten Zeit dafür. Dieser automatisch ablaufende Vorgang wird sich *bewusst* ganz anders anfühlen.

Ist die Zahnbürste neu? Sind die Borsten hart? Schmeckt die Zahnpasta? Wie fühlt sich mein Arm an? Ist die Hand verkrampft? Ist mir die Tätigkeit lästig, weil sie mich an den anstehenden Zahnarztbesuch erinnert? Wie fühlt es sich nach dem Putzen an?

Diese Fragen sollen nur Anregungen sein, die dich in deiner Achtsamkeit bei der Zahnpflege unterstützen können. Du kannst dir auch ganz andere Fragen stellen. Manchmal treten unerwartete Assoziationen auf, die du wahrnehmen kannst wie Gedanken, die wie Wolken am Himmel langsam vorbeiziehen.

Alles, was geschieht, ist gut, aber besinne dich immer wieder auf deine Zähne, um bewusst bei dem Putzvorgang zu bleiben, und beobachte, was geschieht.

Die Kunst der Achtsamkeit besteht darin, die Dinge, die geschehen, wertfrei wahrzunehmen.

Versuche anschließend, deine Gedanken und Gefühle zu benennen.

Welche Gedanken gingen mir durch den Kopf?

____

____

____

____

____

Welche Gefühle traten auf?

____

____

____

____

____

Was beobachte ich, wenn ich bewusst die Spülmaschine ausräume/den Abwasch erledige?

Eine weitere Übung steht an dem Tag in der Woche an, an dem die Spülmaschine das nächste Mal durchgelaufen ist. Wenn deine Aufmerksamkeit beim Ausräumen abschweifen sollte, dann kannst du dir die folgenden Fragen stellen:

Was sind das für Geräusche beim Ausräumen? Macht es mir Spaß? Mag ich mein Geschirr? Wo kommt diese oder jene Tasse her? Was verbinde ich mit ihr? Schlage ich weniger Ecken aus dem Porzellan, wenn ich es bedachter oder langsamer mache? Wie fühlt es sich an, eine Spülmaschine zu besitzen?

Beobachtung meiner Gedanken:

Was beobachte ich, wenn ich bewusst dusche oder bade?

Wenn dir die eine oder andere Achtsamkeitsübung gefällt und du die geistige Entspannung während der Durchführung genießen konntest, dann plane sie fest in deinen Tagesablauf ein. Da wir jeden Tag mindestens fünfmal etwas Flüssiges zu uns nehmen, bietet sich die erste Übung besonders gut an, um regelmäßig in den Tag integriert zu werden. Sei nicht frustriert, falls dir eine Aufgabe nicht auf Anhieb gelingt oder sich nicht *unmittelbar gut* anfühlt. Jede Verhaltensänderung und jedes Ritual benötigen eine Vielzahl an Wiederholungen, bis sie sich verfestigt haben und von unserem Verstand angenommen werden können.

In dieser Woche bist du einen wichtigen Schritt gegangen, denn du hast begonnen, dich bewusst auf dich und dein Leben einzulassen. In den nächsten

Wochen wirst du mehr darüber erfahren, wie du deine Aufmerksamkeit und auch deine Konzentrationsfähigkeit weiter verbessern kannst und inwiefern dir das in schwierigen Lebensphasen behilflich sein wird.

Eine Form der Aufmerksamkeit ist die nach innen gerichtete Achtsamkeit, die uns hilft zu wissen, was wir fühlen. Das ist der erste Schritt, wenn wir herausfinden wollen, warum wir uns so und nicht anders fühlen. Wenn wir in einem guten Kontakt mit unseren Gefühlen und Gedanken sind, dann hat das einen wesentlichen Einfluss darauf, wie wir uns selbst und die Welt um uns herum erleben. Auf die Weise können wir uns der unablässigen Veränderungen in uns selbst und in der Außenwelt bewusst werden und können uns mobilisieren, um mit ihnen zurechtzukommen. Das bedeutet auch, dass sich die Fähigkeit verbessert, nach Belastungen das innere Gleichgewicht wiederzufinden.

» In dem Augenblick, in dem man einer Sache seine volle Aufmerksamkeit schenkt – und sei es nur ein Grashalm – wird sie zu einer einzigen, wunderbaren und großartigen Welt. (Henry Miller)

---

2. Woche: Achtsamkeit im Detail

Datum

Wir sehen, was wir sehen wollen, und können unsere Aufmerksamkeit bewusst steuern. Je besser wir unsere Aufmerksamkeit und unsere Gedanken steuern lernen, desto seltener werden wir uns in Gedankenkreisen verstricken, in Problemen verlieren und in Zwickmühlen verharren, denn das ist nur ein Ausdruck von unserer Unbewusstheit. Du kannst in Bezug auf deine Umwelt unbewusst sein, aber auch in Bezug auf deine Person. Wenn du selbstbewusst bist, wenn du dir also *deiner selbst bewusst bist*, dann verlierst du beispielsweise deine Ziele nicht aus den Augen oder kannst sie schneller wieder *ins Auge fassen*. Das ist jedoch nicht so einfach, wie es klingt. Wenn wir uns hingegen in einem Zustand des inneren Gleichgewichts befinden und in uns selbst ruhen, dann sehen unsere Augen letztlich das, wonach unsere Seele sucht. Das innere Gleichgewicht ist ein sehr empfindlicher Zustand, der immer wieder durch äußere Einflüsse gestört werden kann. Es bedarf an Selbsterfahrung, damit uns immer wieder ein Ausgleich dieses Ungleichgewichts gelingt. Dafür müssen wir wissen, was unser Körper und die Seele benötigen. Unser Leben setzt sich aus vielen Aspekten und Gegebenheiten zusammen, die unser Befinden, unsere Gesundheit und unsere eigene Entwicklung beeinflussen. Indem wir lernen, genau hinzuschauen, können wir die Umstände aufdecken, die uns nicht guttun und uns am Fortkommen hindern. Dafür müssen wir uns mit dem Ist-Zustand beschäftigen und mit dem, was wir heute und in der Zukunft wollen. In den anschließenden Übungsaufgaben geht es zwar auch um materielle Dinge, aber viel wichtiger sind die Fähigkeiten, die du dir noch aneignen möchtest, und zwischenmenschliche Begegnungen, bei denen du aufmerksamer sein möchtest, um die wesentlichen Dinge im Leben nicht zu verpassen.

Die folgende Übung ist ein Achtsamkeitstraining, das dir die Gelegenheit gibt, dich mit deinen Wertgegenständen oder auch *Stehrümchen* zu beschäftigen

C. Kattan, *Aktiv Depressionen vorbeugen*, https://doi.org/10.1007/978-3-662-58480-4_3

und die aus deiner Beobachtung wertvolle Rückschlüsse zulassen kann. *Stehrümchen* sind Dinge, die wenig brauchbar *herumstehen*. Vielleicht wirst du überdies einen Anstoß bekommen, ein paar Sachen zu verändern, sodass du dich zu Hause noch wohler fühlst.

In den nächsten Wochen wird der Schwerpunkt weniger auf der Achtsamkeit gegenüber Gegenständen oder äußeren Umständen liegen als auf einer gezielten, *nach innen* gerichteten Wahrnehmung deiner Gefühlszustände. Durch Achtsamkeit können wir nämlich mehr Kontrolle über uns selbst, unsere Gedanken, Gefühle und Handlungen bekommen. Die bewusste Wahrnehmung äußerer Umstände ist somit eine Art *Vorübung* für die Aufgabenstellungen der kommenden Wochen.

Vielen Menschen fällt es wesentlich schwerer, ihr eigenes Befinden und ihre Gefühle zu benennen, als ihre Umgebung und das, was um sie herum geschieht, wahrzunehmen und zu beurteilen.

Wie viele viereckige Gegenstände sind in meiner Wohnung?

Nimm dir Zeit, durch ein beliebiges Zimmer deiner Wohnung zu gehen, und betrachte alle viereckigen Gegenstände aus der Ferne, die du auf den ersten Blick sehen kannst. Versuche aber vorerst, sie nur wahrzunehmen und leise aufzuzählen. Wenn du damit fertig bist, beginne erneut und gehe nochmals in demselben Zimmer alle diese Gegenstände durch. Verweile diesmal jeweils kurz bei jedem einzelnen Objekt.

Automatisch werden Assoziationen auftreten, und es werden dir Dinge einfallen, die mit diesem Gegenstand zusammenhängen: wo er herkommt, wann du ihn erworben hast; was er dir bedeutet, warum er dort steht, wo du ihn erblickt hast etc.

Vielleicht wird dir bei dem einen oder anderen Teil auch bewusst, dass du es nicht mehr benötigst oder es dir nicht mehr gefällt, weil dein Geschmack sich verändert hat oder der Gegenstand *in die Jahre gekommen ist.* Frage dich: *Macht mich der Besitz dieses oder jenes Teils eigentlich glücklich?*

Je nachdem, wie viel du besitzt und wie intensiv du dich auf die Übung einlassen möchtest, kann dies einige Zeit in Anspruch nehmen. Wenn es dir schwerfällt, kannst du die Übung auch über einige Tage verteilen oder dir jeden Tag ein anderes Zimmer vornehmen. Du beschäftigst dich dadurch intensiv mit dir selbst und vielleicht auch mit deiner Vergangenheit. Das kann dazu führen, dass unangenehme Gefühle in dir aufkommen. Versuch diese dann wahrzunehmen, zu akzeptieren und in Stichworten zu notieren. Zu einem späteren Zeitpunkt möchtest du dich damit vielleicht noch einmal beschäftigen.

Wenn es dir schwerfällt, eckige Gegenstände zu benennen, dann kannst du diese Übung stattdessen auch mit allen Objekten in einer bestimmten Farbe – zum Beispiel deiner Lieblingsfarbe – oder einer bestimmten anderen Form machen.

Versuche nachfolgend, deine Beobachtungen zu notieren:

Wie gut konnte ich mich auf das Aufzählen der Gegenstände konzentrieren?

Hat es mir Spaß gemacht zu sehen, was ich besitze?

Welche Assoziationen und Gedanken traten bei einzelnen Gegenständen auf?

Welche Gefühle hat es in mir bewirkt, mich mit meinen Gegenständen zu beschäftigen?

Gab es auch unangenehme Gefühle?

Hat mich das Aufzählen daran erinnert, dass ich vielleicht wieder einmal aufräumen sollte?

Gibt es Dinge, von denen ich mich trennen könnte oder sogar sollte, weil sie mein Leben nicht bereichern?

Durch das gezielte Betrachten eines Gegenstandes, also durch die Suche nach einem bestimmten optischen Reiz können wir lernen, nicht nur den gegenwärtigen Moment mehr zu genießen, sondern auch von belastenden Gedanken Abstand zu nehmen. Das *verankert* uns im Hier und Jetzt, was bedeutet, dass wir präsent sind und mit unserer Aufmerksamkeit in der Gegenwart verweilen. Das kann besonders wichtig sein, wenn wir dazu neigen, uns von Problemen derart vereinnahmen zu lassen, dass wir mehrfach im Tagesverlauf oder während der Nacht von wiederkehrenden Sorgen heimgesucht werden.

Wenn du zum Beispiel morgens gestresst bist, so kannst du auf dem Weg zu deiner Arbeit, oder wenn unangenehme Erledigungen anstehen, gezielt nach roten Gegenstände in deiner Umwelt suchen und sie aufmerksam betrachten, um dich wieder besser auf die jeweilige Situation konzentrieren zu können. Das lenkt dich in dem Moment von deinen unangenehmen Gefühlen ab und eröffnet dir wieder eine andere Perspektive. Das alt bekannte Kinderspiel „Ich sehe was, was du nicht siehst" basiert auf demselben Prinzip und macht jede längere Autofahrt für Kinder besser erträglich, weil es sie herausfordert, aufmerksam zu sein, und für jeden eine angenehme Ablenkung darstellt.

Diese Übung ist aufgrund ihrer einfachen Durchführung überall praktizierbar und kann beliebig abgewandelt werden. Probiere es gleich selbst einmal aus.

» Achtsamkeit lässt uns oft staunen über die Dinge, die alltäglich sind und wir können spüren, dass diese glücklich machen. (Elke Bischofs)

---

3. Woche: Struktur im Alltag

Datum

„Ordnung ist das halbe Leben." Wer hat den Satz nicht schon von seinen Eltern gehört? Und doch steht so manch einer damit auf Kriegsfuß. Andere wiederum sind übermäßig strukturiert und grenzen mit ihrer Lebensführung an zwanghaftes Verhalten, das wenig Spielraum für Flexibilität und Spontaneität lässt und sie gedanklich einengt. Struktur gibt uns Sicherheit, erhöht unsere Produktivität und lässt uns anhand der erledigten Aufgaben unser Tun besser bewerten. Durch all die Dinge, die wir am Tag bewerkstelligen, seien es banale Aufgaben wie Einkaufen oder die Zubereitung der Mahlzeiten, seien es Handlungen, die uns schwerfallen, erhöht sich unser Selbstwertgefühl. Wir fühlen uns gut, weil wir am Leben aktiv teilhaben konnten und *funktionieren.* Wer einmal unter einer Depression gelitten hat, der weiß, wie wenig selbstverständlich und überaus wichtig dieses *Funktionieren* ist. Einige Leser werden betroffen sein. Statistisch gesehen wird ungefähr jeder Fünfte einmal in seinem Leben darunter leiden, weshalb es sinnvoll erscheint, sich über dieses *Funktionieren* Gedanken zu machen. Betrachtet man den eigenen Tagesablauf, so wird einem schnell auffallen, dass ein Großteil unseres Lebens fremdbestimmt scheint. Wir sind an externe Faktoren gebunden, die die Taktgeber unseres Tages sind. Von den Öffnungszeiten der Kita über die Schullaufbahn, rigide Arbeitsstrukturen bis hin zur Versorgung unserer Kinder oder der demenzkranken Eltern. Selbstbestimmt zu entscheiden, was ansteht und welche Termine wir aus einem überfüllten Kalender streichen sollten, das haben wir zudem nie gelernt. Für manche Menschen ist es selbstverständlich, den ganzen Tag aktiv zu sein und eine Liste von Erledigungen

C. Kattan, *Aktiv Depressionen vorbeugen*, https://doi.org/10.1007/978-3-662-58480-4_4

abzuarbeiten. Es kann jedoch sinnvoll sein, sich am Vortag konkret Gedanken zu machen, was wirklich erledigt werden muss. Mithilfe einer To-do-Liste können wir überdenken, was wir tun möchten und was auf den nächsten Tag verschoben werden kann.

Wie können wir neben der Arbeit, der Versorgung der Kinder oder Haustiere und dem Haushalt in den kommenden Tagen auch eine Entspannungspause fest einplanen? Das geht durch die wachsenden Anforderungen unserer Gesellschaft und den Druck, der durch die familiären und sozialen Verpflichtungen entstehen kann, häufig verloren.

Manchmal siegt aber auch eine allgemeine Trägheit über unsere Vorhaben Deshalb benötigen die meisten Menschen äußere Anforderungen und eine feste Struktur. So funktionieren wir am besten und bleiben gefordert. Aktivität wirkt antidepressiv und sie kann uns auch in einen Zustand der Selbstvergessenheit führen, was unsere Seele entlastet und den Kopf freimacht.

Indem du deinen Tag im Vorfeld planst, ergibt sich eine gute Gelegenheit, darüber nachzudenken, was dir am nächsten Tag und in der ganzen kommenden Woche wichtig ist, und du kannst selbstbestimmt dafür sorgen, mehr von den *guten Dingen* in deinen Alltag zu integrieren. Eine gute Zeiteinteilung führt dazu, dass wir uns weniger gestresst oder überfordert fühlen.

Fühlst du dich *frei* in deiner Tagesplanung und den damit zusammenhängenden Entscheidungen? Prioritäten zu setzen und selbst zu entscheiden bedeutet *frei zu sein. Priorität* bezeichnet den Vorrang einer Sache.

Die folgende Übung hilft dir dabei, dich zu strukturieren, deine Prioritäten zu erkennen und feste Entspannungszeiten einzuplanen.

Falls du dich zu den Organisationstalenten zählst, die viel Struktur in ihrem Leben haben, dann kannst du dieses Kapitel für dich nutzen, um zu prüfen, ob du dich mit deinem jetzigen Aktivitätsniveau wohlfühlst und wie dein tägliches Stressempfinden ist. Deine Überprüfung sollte sämtliche Bereiche wie den beruflichen Arbeitstagsablauf, die Haushaltsführung und die Freizeitgestaltung einschließen. Vielleicht erlaubt dir die Lockerung sehr fester Strukturen, etwas gelassener zu sein, und lässt dir während des Alltags mehr Freiräume, die du zum Beispiel für die Durchführung einer Achtsamkeitsübung nutzen kannst.

Führe dir während der Auflistung das vor Augen, was für dich in deiner Alltagsgestaltung Vorrang hat.

Tagesplan (Beispiel Buchhalterin)

7 Uhr: *Anziehen, Tasche packen, frühstücken, gemütlich Kaffee trinken*

8 Uhr: *Weg zur Arbeit/Arbeitsbeginn*

9 Uhr: *Gespräch mit Mitarbeiter X*

10 Uhr: *Buchungsbelege erstellen*

11 Uhr: *Kontrolle der durchgeführten Buchungen des Vortages*

12 Uhr: *Mittagspause, 15 min. spazieren gehen*

13 Uhr: *Teambesprechung*

14 Uhr: *Kalkulation einer Rückstellung*

15 Uhr: *Einkaufen/neuen Duschkopf besorgen*

16 Uhr: *Mit dem Hund gehen; wichtiges Telefonat/Arzttermin vereinbaren*

17 Uhr: *Unterlagen für Steuererklärung sammeln*

18 Uhr: *Wäsche machen und das Abendessen vorbereiten*

19 Uhr: *Gemeinsames Abendessen*

20 Uhr: *Kleiner Spaziergang um den Block*

21 Uhr: *Fernsehen oder mit einer Freundin telefonieren*

22 Uhr: *Lesen/schlafen/kurze Tagesreflexion*

Mein Tagesplan: Datum:

7 Uhr: __________

8 Uhr: __________

9 Uhr: __________

10 Uhr: __________

11 Uhr: __________

12 Uhr: __________

13 Uhr: __________

14 Uhr: __________

15 Uhr: __________

16 Uhr: __________

17 Uhr: __________

18 Uhr: __________

19 Uhr: __________

20 Uhr: __________

21 Uhr: __________

22 Uhr: __________

Tatsächliches Tagesprotokoll

Am Ende des Tages kannst du deinen Tagesplan nochmals mit den Aktivitäten aufschreiben, denen du tatsächlich nachgegangen bist. Oder du hakst die erledigten Punkte einfach ab. Achte nochmals darauf, ob du deinen Entspannungsphasen genug Raum gegeben hast.

Die Nachbereitung ist anfangs ebenso wichtig wie die vorbereitende Tagesplanung, da du somit eine Erfolgskontrolle hast und hinterfragen kannst, warum dir einige Tagespunkte möglicherweise nicht gelungen sind. Wenn wir uns zu viele oder zu große Tagesziele setzen, dann überfordern und demotivieren wir uns zwangsläufig.

Um den oben genannten Ablauf zu verinnerlichen, solltest du das Vorgehen eine Woche fortsetzen. Wenn du merkst, dass es dir Sicherheit gibt und sich deine Produktivität erhöht, kannst du es natürlich zur Förderung deiner Leistungsfähigkeit beliebig lang selbstständig fortführen.

Nachdem du deine Tagesziele schriftlich festgehalten hast, kannst du sie im Geiste noch einmal durchgehen. Je öfter du das machst, umso leichter wird dir am nächsten Tag die Umsetzung deiner Vorhaben fallen.

7 Uhr: ______________________________

8 Uhr: ______________________________

9 Uhr: ______________________________

10 Uhr: ______________________________

11 Uhr: ______________________________

12 Uhr: ______________________________

13 Uhr: ______________________________

14 Uhr: ______________________________

15 Uhr: ______________________________

16 Uhr: ______________________________

17 Uhr: ______________________________

18 Uhr: ______________________________

19 Uhr: ______________________________

20 Uhr: ______________________________

21 Uhr: ______________________________

22 Uhr: ______________________________

Mein Tagesplan: Datum:

7 Uhr: ______________________________

8 Uhr: ______________________________

9 Uhr: ______________________________

10 Uhr: ______________________________

11 Uhr: ______________________________

12 Uhr: ______________________________

13 Uhr: ______________________________

14 Uhr: ______________________________

15 Uhr: ______________________________

16 Uhr: ______________________________

17 Uhr: ______________________________

18 Uhr: ______________________________

19 Uhr: ______________________________

20 Uhr: ______________________________

21 Uhr: ______________________________

22 Uhr: ______________________________

Mein Tagesplan: Datum:

7 Uhr: __________

8 Uhr: __________

9 Uhr: __________

10 Uhr: __________

11 Uhr: __________

12 Uhr: __________

13 Uhr: __________

14 Uhr: __________

15 Uhr: __________

16 Uhr: __________

17 Uhr: __________

18 Uhr: __________

19 Uhr: __________

20 Uhr: __________

21 Uhr: __________

22 Uhr: __________

Mein Tagesplan: Datum:

7 Uhr: ______

8 Uhr: ______

9 Uhr: ______

10 Uhr: ______

11 Uhr: ______

12 Uhr: ______

13 Uhr: ______

14 Uhr: ______

15 Uhr: ______

16 Uhr: ______

17 Uhr: ______

18 Uhr: ______

19 Uhr: ______

20 Uhr: ______

21 Uhr: ______

22 Uhr: ______

Mein Tagesplan: Datum:

7 Uhr: ______

8 Uhr: ______

9 Uhr: ______

10 Uhr: ______

11 Uhr: ______

12 Uhr: ______

13 Uhr: ______

14 Uhr: ______

15 Uhr: ______

16 Uhr: ______

17 Uhr: ______

18 Uhr: ______

19 Uhr: ______

20 Uhr: ______

21 Uhr: ______

22 Uhr: ______

Mein Tagesplan: Datum:

7 Uhr: ______

8 Uhr: ______

9 Uhr: ______

10 Uhr: ______

11 Uhr: ______

12 Uhr: ______

13 Uhr: ______

14 Uhr: ______

15 Uhr: ______

16 Uhr: ______

17 Uhr: ______

18 Uhr: ______

19 Uhr: ______

20 Uhr: ______

21 Uhr: ______

22 Uhr: ______

Mein Tagesplan: Datum:

7 Uhr: ____________________

8 Uhr: ____________________

9 Uhr: ____________________

10 Uhr: ____________________

11 Uhr: ____________________

12 Uhr: ____________________

13 Uhr: ____________________

14 Uhr: ____________________

15 Uhr: ____________________

16 Uhr: ____________________

17 Uhr: ____________________

18 Uhr: ____________________

19 Uhr: ____________________

20 Uhr: ____________________

21 Uhr: ____________________

22 Uhr: ____________________

Mein Tagesplan: Datum:

7 Uhr: ______

8 Uhr: ______

9 Uhr: ______

10 Uhr: ______

11 Uhr: ______

12 Uhr: ______

13 Uhr: ______

14 Uhr: ______

15 Uhr: ______

16 Uhr: ______

17 Uhr: ______

18 Uhr: ______

19 Uhr: ______

20 Uhr: ______

21 Uhr: ______

22 Uhr: ______

Eine andere Möglichkeit, dich selbst zu strukturieren, besteht darin, dir am Vortag eine To-do-Liste zu machen. In der Auflistung sollten die Aufgaben so priorisiert werden, dass die ersten Punkte alles umfassen, was am nächsten Tag unbedingt zu erledigen ist. Die weiteren Einträge sollten Vorhaben benennen, die du am folgenden Tag oder auch an den darauffolgenden Tagen erledigen möchtest.

Probiere es einmal aus.

To-do für morgen

1. ______________________________

2. ______________________________

3. ______________________________

4.

To-do für morgen oder übermorgen:

5.

6.

7.

»**Der Moment,** in dem du aufhörst, dir Gedanken darüber zu machen, was andere von dir halten, und du anfängst, so zu leben, wie du es möchtest, ist der Moment, in dem du endlich FREI bist.

4. Woche: Selbstbewusstsein

Datum

In dieser Woche wollen wir den Schwerpunkt auf unsere Bewusstheit und unser Selbstbewusstsein richten. Eine Möglichkeit, unser Leben zu bereichern, ist die Würdigung kleiner Freuden im Alltag, die in uns ein Gefühl von Wertigkeit entstehen lässt. Wenn wir uns bewusst machen, wie viele schönen Momente ein Tag enthält, so treten die negativen Erlebnisse in den Hintergrund.

Es gibt Tage, die uns mit schlechten Nachrichten überraschen. Wenn wir uns klarmachen, dass auch ein solcher Tag, der sich möglicherweise überwiegend schlecht anfühlt, einige Glücksmomente bereithält, dann kann dies erneut Zuversicht und Kraft für den nächsten Tag in uns wachsen lassen.

Eine optimistische, positive Grundhaltung ist einer der stärksten Motoren für ein glückliches und erfolgreiches Leben, weil sie uns ermöglicht, Hindernisse zu überwinden, deren Bewältigung wir uns sonst kaum vorstellen können. Sie motiviert uns, neue Dinge auszuprobieren und uns weiterzuentwickeln.

Wenn wir den kleinen Freuden im Leben noch mehr Raum geben und sie noch stärker würdigen, werden vermehrt Glückshormone ausgeschüttet, die wiederum die chemischen Prozesse im Gehirn positiv beeinflussen und unsere Stimmungslage dauerhaft stabilisieren.

Ein Tagesrückblick ermöglicht es uns, diese wichtigen und freudigen Momente zu erkennen und nochmals in einer Art *Zeitraffer* wahrzunehmen. Das vermittelt uns ein gutes Gefühl am Abend, stärkt unser positives Denken und unser Selbstbewusstsein. Da diese Momente in engem Zusammenhang mit uns selbst stehen und durch unser Mitwirken entstanden sind, haben sie für uns eine persönliche Bedeutung. Das gute Gefühl, das durch die Erinnerung an diesen kleinen Moment entsteht, trägt wesentlich dazu bei, dass wir glücklicher und bewusster leben. Das wiederum wirkt sich positiv auf unser Selbstwertgefühl aus.

C. Kattan, *Aktiv Depressionen vorbeugen*, https://doi.org/10.1007/978-3-662-58480-4_5

Du bist damit schon gut ausgestattet? Selbstwertgefühl kann man nie genug haben. Es macht uns stark und unempfindlich gegen Angriffe aus unserer Umwelt und unserem direkten Umfeld. Je mehr wir uns wert sind, desto wichtiger sind wir uns selbst und desto wertvoller und intensiver empfinden wir unser Leben.

Demgegenüber verleitet unechtes, aufgesetztes Selbstwertgefühl oder überwiegend selbstbezogenes Handeln uns schnell zu einem arroganten Auftreten, was damit endet, das unsere Mitmenschen uns eher ablehnen. Das lässt uns wenig sympathisch und attraktiv erscheinen. Ein zu geringes Selbstwertgefühl lässt uns schwach, verletzbar und instabil wirken. Das kann wiederum einer der Gründe dafür sein, dass wir uns wenig zutrauen oder vermehrt Misserfolge erleben.

Indem wir die einzelnen Glücksmomente des Tages wahrnehmen, können wir einen Bezug zu unserem Selbstwertgefühl herstellen, es verbessern und durch das so entstehende gute Befinden wertschätzend und selbstbewusst leben.

Freudentagebuch

Notiere am Abend stichpunktartig alle Begegnungen oder Situationen, die an dem heutigen Tag etwas in dir bewegt haben. Gab es Dinge, über die du dich gefreut hast oder mit denen du anderen Menschen eine Freude machen konntest?

Du kannst deinen Tag vom Erwachen an nach diesen Momenten in Gedanken *durchsuchen*. Wenn du dir über diese Begegnungen und Erlebnisse bewusst wirst, die mit dir selbst, deinen Lebensumständen und deinem Handeln in Zusammenhang stehen, dann verbessert sich dadurch nach einiger Zeit dein *Selbstbewusstsein*. Du nimmst bewusst wahr, welchen Anteil du leistest.

Wenn dein Selbstbewusstsein zunimmt, dann wird auch dein persönliches Auftreten mit der Zeit immer selbstsicherer.

Versuche täglich fünf Momente schriftlich festzuhalten.

Zum Beispiel:

Als ich das Haus verließ und es noch sehr kalt draußen war, sah ich die aufgehende Sonne zwischen zwei Häusern und freute mich über das Licht, das eine schöne Winteratmosphäre schuf. Heute hat mich jemand in der Bahn nach einem guten Restaurant in der Nähe gefragt, und ich habe ihm angesehen, dass er sich über meine hilfsbereite Antwort gefreut hat. Meine Familie hat mich heute gelobt, wie gut ihnen das Mittagessen geschmeckt hat. Das hat mein Herz warm werden lassen. Meine Tochter war heute frech zu mir; doch als sie sich danach entschuldigt hat und mich in den Arm nahm, war das ein wertvoller, freudiger Moment für mich. Die Aussprache mit meinem Freund hat sich gut angefühlt, es war der freudigste Moment dieses Tages.

Versuche das Freudentagebuch fünf Tage lang durchzuführen. Wenn es dir gefällt, dann kannst du dir auch ein kleines Heft für die Hosentasche oder die Handtasche besorgen und deine erfreulichen Erlebnisse unmittelbar dann notieren, wenn sie dir im Tagesverlauf begegnen.

Freudentagebuch Tag 1

____

____

____

____

____

____

Freudentagebuch Tag 2

____

____

____

____

____

____

Freudentagebuch Tag 3

____

____

____

____

____

____

Freudentagebuch Tag 4

Freudentagebuch Tag 5

»Wenn ich den Augenblick verpasse, verpasse ich das ganze Leben. (Roger Willemsen)

»Nimm dein Leben in Momenten wahr, dann wird der Weg zum Glück dir klar. (Carolina Kattan)

5. Woche: Selbstwahrnehmung

Datum

So individuell wie wir die Geschehnisse im Verlauf des Tages wahrnehmen, so individuell und relevant ist es auch, wie wir uns selbst wahrnehmen. Genau das entscheidet letztlich darüber, ob wir uns gut fühlen, erfolgreich sind, in Beziehung gehen und uns in einer Partnerschaft öffnen. Denn auf diese Weise führen wir ein erfülltes Leben.

Jeder, der ein gewisses Maß an Gegenwärtigkeit hat, wird irgendwann im Laufe seines Lebens mit der Frage konfrontiert: „*Wer bin ich, und was macht mich aus?*" Sie klingt ganz banal, hingegen ist sie nicht so leicht zu beantworten. Oder kannst du spontan benennen, warum du *besonders* bist?

Unsere Selbstwahrnehmung ermöglicht es uns, dass wir uns selbst besser kennenlernen. Das ist eine Bedingung dafür, die *besten Seiten unseres Selbst* zu stärken und an unseren Schwächen zu arbeiten.

Wie jedoch denken wohl die anderen über mich? Was würden meine Freunde oder Arbeitskollegen an mir kritisieren? Die Wahrnehmung unseres Gegenübers kann sich möglicherweise von der unseren unterscheiden, was uns etwas über unsere Außenwirkung verraten kann, sofern wir daran interessiert sind. Eine ehrliche Beantwortung dieser Fragen erfordert die Fähigkeit zur Selbstreflexion.

Häufig reicht es nicht aus, die Dinge so zu sehen, wie sie augenscheinlich sind, sondern es ist eine tiefergehende Introspektion erforderlich. Das ist eine Untersuchung unserer inneren Vorgänge, die uns unserem eigenen Seelenleben näherbringt. Das bedeutet, dass wir nochmals hinterfragen und prüfen, was wir bisher als gegeben und für uns als charakteristisch angesehen haben. Unser Charakter setzt sich aus Eigenschaften zusammen, von denen einige zu unseren Stärken und andere zu unseren Schwächen werden. Diese wiederum sind

C. Kattan, *Aktiv Depressionen vorbeugen*, https://doi.org/10.1007/978-3-662-58480-4_6

jedoch eigentlich nichts anderes als Gewohnheiten, von denen manche sehr lange bestehen und andere sich vielleicht erst kürzlich entwickelt haben. Unsere Schwächen sind somit *ungünstige* Gewohnheiten, die wir jedoch wieder ändern können. Eine Beschäftigung mit unserer Vergangenheit kann uns helfen, aus Schwächen zu lernen und ein besseres Selbstverständnis bewirken. Auf die Weise lernen wir unsere Bedürfnisse und Wünsche immer besser kennen und haben die Möglichkeit, unseren eigenen Lebensweg so zu gestalten, dass er unseren Vorstellungen entspricht und auch an unsere Möglichkeiten angepasst werden kann. Es scheint beispielsweise wenig sinnvoll, Arzthelferin werden zu wollen, wenn der Anblick von Blut einen Kreislaufkollaps hervorruft.

Selbstreflexion erfordert nicht nur Ehrlichkeit mit sich selbst, sondern auch Mut, die vorhandenen Schwachpunkte zu erkennen, Fehler zu akzeptieren und Selbstkritik zuzulassen. Dabei sollte es aber nicht darum gehen, sich zu bestrafen oder schlechte Gefühle zu provozieren. Ein Ziel ist es, aus Fehlern zu lernen, denn es sind nicht nur die schönen Tage, die uns in unserer persönlichen Entwicklung weiterbringen, sondern die schmerzhaften Erfahrungen, aus denen wir lernen.

Was sind meine guten Eigenschaften, was macht mich im Besonderen aus?
Versuche dir für die Beantwortung ausreichend Zeit zu nehmen, um dich eingehend damit zu beschäftigen, was dich ausmacht. Was sind deine Stärken, was kannst du besonders gut, was ist bewundernswert an dir, oder weswegen wirst du vielleicht sogar beneidet?

Beispiele: *Ich bin besonders geduldig, vor allem im Straßenverkehr. Ich kann gut zuhören, wenn jemand Kummer hat. Ich bin sehr empathisch, weil ich mich gut in die schwierige Lage meiner Nachbarin versetzen kann. Ich lerne schnell neue Fertigkeiten, weshalb ich mehrere Sprachen spreche. Ich bin sehr gewissenhaft, weil ich meine Projekte sorgfältig umsetze.*

Wenn es dir schwerfällt, zehn Punkte aufzuschreiben, so kannst du auch einen guten Freund oder eine Freundin fragen, welche guten oder einzigartigen Eigenschaften er oder sie besonders an dir schätzen. Die folgende Auflistung kann dir ebenfalls Anregungen bezüglich deiner Stärken geben.

Ich bin:
empathisch – loyal – mutig – diplomatisch – großzügig – sozial kompetent – durchsetzungsstark – ehrgeizig – pünktlich – optimistisch – gewissenhaft – geduldig – teamfähig – fürsorglich – verantwortungsbewusst – konfliktfähig – tolerant – liebevoll – spontan – sehr lernfähig – hilfsbereit – authentisch …

1. ______________________________

2. ______________________________

3. ______________________________

4. ______________________________

5. ______________________________

6. ______________________________

7. ______________________________

8. ______________________________

9. ______________________________

10. ______________________________

Was sind meine Schwächen? Was kann ich wirklich nicht so gut?
Uns unsere *Begrenzungen* bewusst zu machen zeigt uns, wo wir noch lernen können.

Beispiele: *Ich kann nicht gut mit Kritik umgehen. Ich kann sehr schlecht über Gefühle reden und gerate deshalb häufig in Missverständnisse. Meine Wut richte ich gegen mich, anstatt bessere Wege zu finden, damit umzugehen. Ich reagiere manchmal übermäßig stark und werde verbal beleidigend, weil ich mich angegriffen fühle. Ich bin ungeduldig, wenn mich jemand nicht versteht. Ich kann nicht kochen und interessiere mich wenig dafür. Ich sehe häufig schwarz, bin besorgt und beunruhige meine Familie, weit bevor sich etwas Negatives anbahnt.*

Die folgende Auflistung kann dir ebenfalls Anregungen bezüglich deiner Schwächen geben.

Ich bin:
eifersüchtig – ungeduldig – selbstbezogen – voreingenommen – cholerisch – unachtsam – wenig kritikfähig – schnell beleidigt – unpünktlich – unentschlossen – wenig kompromissbereit – überheblich – unzuverlässig – wenig verbindlich –unordentlich – pessimistisch …

1. ____________________

2. ____________________

3. ____________________

4. ____________________

5. ____________________

6. ____________________

7. ____________________

8. ____________________

9. ____________________

10. ____________________

» Den Weg studieren bedeutet, sich selbst studieren. Sich selbst studieren bedeutet, sich selbst vergessen. Sich selbst vergessen bedeutet, in Harmonie zu sein mit allem, was uns umgibt. (Dogen Zenji)

---

6. Woche: Selbsterkenntnis

Datum

Überlege dir in dieser Woche für jede deiner aufgeschriebenen Stärken und Schwächen, wann und wie sie sich im Laufe deines Lebens entwickelt hat.

Kannst du dich an die Zeit erinnern, wo dir eine Stärke zum ersten Mal bewusst wurde? Versuche vor allem deine Begrenzungen weitgehend wertfrei zu reflektieren. Es nützt dir nichts zu erkennen, dass dieses oder jenes Verhaltensmuster, das dich womöglich blockiert, durch die Erziehung deiner Eltern mitbedingt sein könnte. Es bringt dir keinen Vorteil, mit deinen Eltern oder deren Verhalten zu hadern. Jedoch kann es dich persönlich weiterbringen zu verstehen, warum du so bist, wie du bist. Durch diese Reflexion deiner *Besonderheiten* kann es zu einer *Disidentifikation* kommen. Das bedeutet, dass du dich bewusst von den elterlich übernommenen Eigenarten abgrenzt und für dich selbst an deinen Schwächen zu arbeiten beginnst.

Die Übernahme von Verhaltensmustern während der Kindheit und Jugend und die Identifikation mit anderen Menschen, vor allem Erziehungsberechtigten, ist ein natürlicher Prozess. Die Dis-*Identifikation* hingegen muss aktiv gefördert werden und beinhaltet eine Überprüfung deiner bisher praktizierten Lebensführung und deiner Geisteshaltung.

Du kannst also lernen, dich aktiv von Verhaltensmustern abzugrenzen, die du *lediglich unbewusst übernommen hast*, die dir aber im Grunde nicht zusagen. Dafür musst du dich jedoch auch mit den eigenen problematischen Verhaltensweisen beschäftigen. Ein *genaues dort Hinschauen* kann dir schwerfallen, da du möglicherweise diese Seiten an dir selbst ablehnst. Es

C. Kattan, *Aktiv Depressionen vorbeugen*, https://doi.org/10.1007/978-3-662-58480-4_7

kann sein, dass du dich dabei beobachtest, genau das Reaktionsmuster auf eine bestimmte Situation zu zeigen, das du zum Beispiel bei deinem Vater immer gehasst hast. Das kann sich schmerzhaft anfühlen und einen Beigeschmack von ‚Versagen' in dir hervorrufen. Mache dir dann bewusst, dass dein Agieren nicht durch deine Gene bestimmt ist, sondern überwiegend *erlerntes Verhalten* ist, das du wieder *verlernen* kannst. Als Agieren werden unbewusste Handlungen bezeichnet, die eine Reinszenierung psychischer Konflikte darstellen. Ziel sollte es sein, dies bei sich zu erkennen und durch ein bewusstes *Handeln* zu ersetzen. Das Ablegen einer unerwünschten Eigenart kann allerdings ebenso langwierig und mühsam sein wie der Erwerb einer neuen Fähigkeit. Um uns verändern zu können, müssen wir versuchen, immer wieder auf unsere kritikwürdigen Seiten korrigierend einzuwirken.

Ebenso wirst du wunderbare Eigenschaften an dir erkennen, für deren Überbringung du deinen Eltern oder anderen Vorbildern dankbar bist. Manche Lebensumstände oder spezielle Erfahrungen können dazu führen, dass wir uns notgedrungen Fähigkeiten selbst aneignen müssen, von denen wir jedoch im weiteren Verlauf unseres Lebens profitieren.

Im Folgenden kannst du dir Gedanken darüber machen, von wem du die Charaktereigenschaften übernommen haben könntest, die du in der vorherigen Woche aufgeführt hast. Einige wirst du dir aus eigener Kraft angeeignet haben.

Welche der von mir aufgelisteten Eigenschaften wurden mir von meinen Eltern vermittelt, und welche habe ich mir selbst angeeignet?

Beispiel:

1. Meine Geduld habe ich am ehesten von meiner Mutter.
2. Meine Kontaktfreudigkeit habe ich mir selbst erarbeitet.

Meine Stärken

1. __________

2. __________

3. __________

4. __________

5. __________

6. __________

7. __________

8. __________

9. __________

10. __________

» Du bist, was du denkst, was du denkst, strahlst du aus, was du ausstrahlst, ziehst du an, und was du anziehst, bestimmt dein Leben. (unbekannt)

Welche der von mir aufgeführten Eigenschaften wurden mir von meinen Eltern vermittelt, und welche entstanden aus anderen Umständen oder Erfahrungen?

Meine Schwächen

Beispiel:

1. Ich bin wenig kritikfähig, weil ich eine richtige Streitkultur nie gelernt habe und mein Vater bei uns zu Hause immer sehr „laut" wurde.
2. Da ich oft von anderen Menschen enttäuscht wurde, kann ich schlecht über Gefühle reden.

1. ____________________
2. ____________________
3. ____________________
4. ____________________
5. ____________________
6. ____________________
7. ____________________
8. ____________________
9. ____________________
10. ____________________

»Wenn es einen Glauben gibt, der Berge versetzen kann, dann ist es der Glaube an die eigene Kraft. (Marie von Ebner-Eschenbach)

7. Woche: Wahrnehmung

Datum

In dieser Woche geht es noch einmal um unsere bewusste Wahrnehmung und darum, wie wir Situationen interpretieren und bewerten, die wir erleben. Bewusstheit führt dazu, schwierige Situationen zu klären, Verhalten zu hinterfragen, Missverständnisse zu erkennen und aus negativen Erfahrungen zu lernen. Auf die Weise können wir auch üben, ein immer besseres Problembewusstsein zu entwickeln. Erst im Anschluss sind wir bereit dazu, uns an eine schwierige Lebensveränderung oder an die Bewältigung eines länger bestehenden Mangelzustandes zu machen. Denn das Problembewusstsein besteht darin, eine Störung überhaupt zu bemerken und sie als solche zu erkennen und anzunehmen. Dafür müssen wir innehalten und aufhören, durch unser Leben zu hetzen. Immer wieder geraten wir in Situationen, in denen Missstimmungen, Missverständnisse und Streitigkeiten unser Befinden beeinflussen und belasten. In solchen Momenten fällt es uns schwer, möglichst objektiv zu handeln, die Situation mit Abstand zu betrachten und weniger emotional zu sein. Unsere individuellen Widerstände und Schutzstrategien lassen uns zum Beispiel starrköpfig, beleidigt, arrogant oder verbal ausfallend reagieren.

Wenn eine Situation richtig verfahren ist, fragen wir uns rückblickend nicht selten, wie es dazu kommen konnte. Indem wir den ganzen Tag oder diese Situationen im Besonderen nochmals Revue passieren lassen, können wir *Mangeldenken* und *emotionale Fallen* deutlich besser erkennen. So werden wir uns über den Zusammenhang zwischen dem objektiven Geschehen und unserer subjektiven Wahrnehmung bewusst.

Persönliche Gekränktheit, verletzter Stolz, missachtete Bedürfnisse und viele andere von unserem *Ego* erzeugten Gefühle können dazu führen, dass

C. Kattan, *Aktiv Depressionen vorbeugen*, https://doi.org/10.1007/978-3-662-58480-4_8

wir anders reagieren, als es unserem eigentlichen Charakter entspricht. Der Ausdruck *Ego* bedeutet umgangssprachlich Selbstwertgefühl.

Um unsere eigenen Widerstandsphänomene oder Verteidigungsmuster zu erkennen, müssen wir uns darauf einlassen, die persönliche Verletztheit zurückzustellen und die konkrete Situation durch die Brille eines neutralen Beobachters zu betrachten. Das kann uns gelingen, indem wir versuchen, die Perspektive zu wechseln, oder einen Freund um eine alternative Einschätzung der Situation bitten. Allein dadurch, dass wir uns trauen, über unangenehme Erlebnisse zu sprechen, verändert sich unser eigenes Gefühl. Das Ausgesprochene nimmt eine neue Form an und kann im Gespräch mit einer anderen Person eine wohlwollende, möglichst objektive Bewertung bekommen.

Zwischenmenschliche Konflikte und Missverständnisse gibt es unter anderem, weil unsere Wahrnehmung individuell ist. Das heißt, dass viele Menschen in derselben Situation jeweils Dinge unterschiedlich wahrnehmen und rückblickend auch unterschiedlich erinnern.

Die folgende Übung kann dich darin unterstützen, belastende Situationen mit Distanz zu betrachten und daraufhin gegebenenfalls anders zu beurteilen.

Die tägliche Verschriftlichung deiner Aktivitäten lässt dich den Alltag bewusster erleben und unbefriedigende Zustände frühzeitig erkennen.

Tagesrückblick in wenigen Sätzen (so wie ich ihn erlebt habe)
Schreibe hier bitte spontan auf, wie du den Tag aus deiner Perspektive erlebt hast. Vielleicht führst du ohnehin ein Tagebuch, und es fällt dir gar nicht schwer. Versuche dich auf ungefähr zehn Sätze zu beschränken, und gehe bitte unmittelbar über zu den nächsten zwei Aufgaben.

____

____

____

____

____

____

____

____

Tagesrückblick in zehn Sätzen (ohne Emotionen)
Versuche nun die Ereignisse desselben Tages aus einer neutralen Sichtweise aufzuschreiben. Menschen neigen dazu, Situationen oder andere Menschen zu kritisieren, zu bewerten oder Vorkommnisse zu gewichten. In dieser Auflistung sollte jedoch keine Wertung oder Bewertung erfolgen. Versuche deine Gefühle außer Acht zu lassen, und beschränke dich auf die Fakten und Tatsachen, die an diesem Tag relevant waren.

Wenn es dir schwerfällt, so kannst du auch die Perspektive wechseln und den Tagesbericht in der dritten Person aus Sicht eines Reporters schreiben. Durch diesen Abstand zu Dir selbst und die Veränderung deines Blickwinkels kannst du beispielsweise auch Streitsituationen oder Missverständnisse mit deinem Gesprächspartner im Nachhinein aufarbeiten oder nur für dich selbst klären.

Die *losgelöste Achtsamkeit* beschreibt ein wertfreies Beobachten der Geschehnisse.

Beispiel: *Sie stand um 8 Uhr auf und machte sich fertig. Dann war sie bis 17 Uhr auf der Arbeit. Dort gab es mehrere Termine einzuhalten. Ihr Chef war sehr zufrieden mit ihr. Eine Kundin beschwerte sich über eine zu lange Wartezeit. Zu Hause empfingen sie die Kinder. Der Hund hatte in den Flur gekotzt. Später öffnete sie einen Brief mit einer Nachzahlung etc.*

Gehe danach unmittelbar über zu der nächsten Aufgabe.

Tagesrückblick in zehn Sätzen (mit besonderem Fokus auf den erlebten Gefühlen)

Versuche jetzt, jeden Satz aus der vorherigen Aufgabe mit einem Gefühlsausdruck zu ergänzen. Alle diese Aufgaben sollen nicht nur deine Wahrnehmung schärfen, sondern Dir klarmachen, wie facettenreich sie ist. Unsere Sinne, Gefühle, Interpretationen, Gedanken und die Bewertungen unserer Gedanken spielen dabei eine wichtige Rolle.

Beispiel: *Als ich heute Morgen zur Arbeit gefahren bin, hatte ich wenig Lust, meine Arbeit zu beginnen. Als ich alle Termine einhalten konnte und mein Chef mit mir sehr zufrieden war, erleichterte mich das sehr. Mittags erfuhr ich von einem Schicksalsschlag meiner Kollegin, das hat mich den ganzen Tag über betroffen gestimmt. Auf der Rückfahrt konnte ich die Ruhe im Auto sehr gut genießen. Am Nachmittag habe ich die Post geöffnet und eine hohe Rechnung erhalten, woraufhin sich mein Magen zusammengezogen hat. Danach war mir eine Stunde übel, und ich habe mir Sorgen gemacht. Auch der Zustand meines Hundes machte mich so unruhig, dass ich zum Tierarzt ging. Der Arztbesuch ergab keine schlimme Erkrankung, was mich sehr gefreut hat. Beim Krimigucken am Abend konnte ich mich gut entspannen …*

»Der beste Tag deines Lebens ist der, an dem du entscheidest, dass dein Leben deins ist. Keine Entschuldigungen oder Ausreden, niemand zum Anlehnen, Sich verlassen oder Beschuldigen. Das Geschenk gehört dir – es ist eine erstaunliche Reise – und du alleine bist für ihre Qualität verantwortlich. Das ist der Tag, an dem dein Leben wirklich beginnt. (Bob Moawad)

8. Woche: Selbstreflexion

Datum

Täglich treffen wir Entscheidungen, basierend auf unseren Lebensumständen oder einfach aus dem Bauch heraus. Diese Entscheidungen sind nicht beliebig, genauso wenig wie unser Leben es ist. Wir bewegen uns in einem gewissen *Rahmen,* der unser Leben festigt und uns Sicherheit gibt. Dieser Rahmen besteht unter anderem aus den Menschen, die uns täglich umgeben, unserer Arbeit und der Freizeitgestaltung. Er hat daher großen Einfluss auf unsere Entscheidungen.

Das klingt einfacher, als es ist. Und doch gibt es einige Menschen, die in ihrem Leben wenig erreichen. Das liegt daran, dass sie zum einen nicht entschieden haben, was sie wirklich wollen, und zum anderen, dass sie nach einer Entscheidung ihre Vorstellungen nicht in die Tat umsetzen.

Durch die Programmierungen in unserer Kindheit und Jugend verlernen wir, spontan zu sein, werden vorsichtig, lassen uns schneller einschüchtern und zögern häufiger bei unseren Entscheidungen. Oft sind es die alltäglichen Entscheidungen, die uns zum Zögern bringen. Was koche ich heute? Wann gehe ich Waschmittel kaufen? Wann erledige ich meinen Schriftverkehr? Gehe ich heute oder morgen joggen? Gucke ich den Krimi oder die Komödie?

Je besser wir diese Rahmenbedingungen definieren, die unser Leben und unsere Lebensqualität ausmachen, desto leichter können wir später auch

C. Kattan, *Aktiv Depressionen vorbeugen*, https://doi.org/10.1007/978-3-662-58480-4_9

komplexe Entscheidungen treffen. Denn die bauen in der Regel auf unser *Lebensgerüst* und unseren Lebenslauf auf.

An der Stelle ist es mir wichtig zu erwähnen: Falsche Entscheidungen gibt es nicht! Wir werden nie wissen, wie der Weg ausgesehen hätte, gegen den wir uns entschieden haben.

Im Laufe unseres Lebens werden wir vor allem durch Menschen und Ereignisse geprägt. Kannst du benennen, wer in deiner Entwicklung entscheidenden Einfluss auf dich hatte und jetzt noch hat? Bei wem hast du dich in deiner Kindheit besonders wohlgefühlt und viel Zeit verbracht? Diese Menschen hatten nicht nur Einfluss auf die Entwicklung unserer Stärken und Schwächen, sie haben auch die Richtung mitbestimmt, in die unsere Geisteshaltung heute geht. Ebenso hatten sie Einfluss auf die Interessen, die wir heute verfolgen, die Lebensmittel, die wir bevorzugen, die Bücher, die wir lesen, etc.

Häufig gibt es aber auch Menschen, deren Gegenwart uns weniger angenehm war oder gar beängstigt hat. Gerade während unserer Kindheit können belastende Beziehungen entscheidende Auswirkungen auf unseren weiteren Werdegang haben.

Hatte jemand sogar so viel Einfluss, dass er dich *programmieren* konnte? Und wie erkennst du auch heute noch solche Einflüsse? Durch übergriffige oder manipulative Erziehungserfahrungen in der Kindheit kann es den Betroffenen im weiteren Leben schwerfallen, sich gegenüber den Ansprüchen ihrer Umgebung abzugrenzen und auch mal ‚NEIN' zu sagen.

Im Laufe der Zeit begreifen wir manchmal auch, dass bestimmte Menschen keinen Platz mehr in unserem Leben haben oder wir ihnen einen anderen Stellenwert einräumen als zuvor. Als Erwachsene sind wir glücklicherweise in der Position, selbst zu entscheiden, mit welchen Menschen wir uns umgeben wollen und wer uns nicht guttut.

Das Leben unterliegt einem ständigen Wandel, nicht zuletzt weil wir uns verändern. Aber wir können den *Rahmen* unseres Lebens immer wieder selbst anpassen.

Welche Hobbys und Freizeitaktivitäten machen mir besonders viel Spaß, und was wollte ich schon immer mal ausprobieren?

Es mag auf den ersten Blick unnötig und überflüssig scheinen, sich über die folgenden Fragen Gedanken zu machen, aber es sind genau diese festen Rahmenbestandteile unseres Lebens, die unsere Lebensqualität ausmachen. Das was wir gut können, was wir gerne machen oder wofür wir uns begeistern können, das unterscheidet unser Leben von dem unseres Nachbarn.

Meine Hobbys:

Freizeitaktivitäten, die ich in den nächsten drei Jahren ausprobieren möchte:

Hier mache ich in diesem Monat eine Probestunde:

Gibt es Ängste, die mich bisher davon abgehalten haben, etwas Neues auszuprobieren?

Welche Personen sind in meinem Leben besonders wichtig? Eine Auflistung.
Werde dir der Menschen bewusst, die dir besonders viel bedeuten – ohne sie dabei in eine bestimmte Rangfolge zu bringen. Wenn du möchtest, kannst du dir die Frage stellen, warum genau diese Menschen jetzt an deinem Leben teilhaben, was sie ausmacht, wie sie dich geprägt haben und warum sie dir wichtig sind.

Im Laufe der Zeit und mit unserer Weiterentwicklung können sich unsere Werte, Interessen und Vorstellungen ändern, weshalb es ein absehbarer Vorgang ist, dass wir uns von den Menschen zu distanzieren beginnen, die

irgendwann nicht mehr unsere Weltanschauung teilen oder von denen wir zu oft enttäuscht worden sind. Dennoch waren auch diese Menschen einmal unsere Wegbegleiter.
Andere begleiten uns vielleicht ein ganzes Leben lang und darüber hinaus.

> » Nimm dir Zeit für die wichtigen Menschen in deinem Leben, bevor die Zeit sie dir wegnimmt. (unbekannt)

Vielleicht gibt es auch Gegenstände, die dir besonders am Herzen liegen, weil du mit ihnen eine wichtige Zeit oder ein besonderes Lebensgefühl verbindest.
Ein Lieblingskleidungsstück, die Perlenkette von der Oma, die Wolldecke aus dem Discounter, dein Auto, die Briefmarkensammlung von dem Onkel, ein Schmuckstück einer Ex-Freundin … was auch immer es sein mag: An manchen Dingen hängt unser Herz, weil wir mit ihnen Gefühle aus bestimmten Lebensphasen verbinden.

Auf einige Gebrauchsgegenstände möchten wir nicht verzichten, weil sie unseren Alltag bereichern oder alltägliche Abläufe erleichtern.

Wenn es dir schwerfällt, Lieblingsstücke auf Anhieb zu benennen, dann stell dir vor, es gebe Feueralarm in deinem Haus, und du hast nur eine Minute Zeit, die (materiellen) Dinge zusammenzusuchen, die dir wirklich am Herzen liegen.

Was würdest du mitnehmen?

Falls du dir das schlecht vorstellen kannst, weil du vielleicht stattdessen um dein Leben rennen würdest, dann versuche dich in die Situation zu versetzen, dass du für mehrere Jahre verreisen musst. Dein Haushalt wird aufgelöst, und du kannst nur einen kleinen Handgepäckkoffer mitnehmen. Was würdest du einpacken?

1. ____________________
2. ____________________
3. ____________________
4. ____________________
5. ____________________
6. ____________________
7. ____________________
8. ____________________

»Wertschätzung ist der Luftzug, der den winzigsten Funken zu einemgroßen Feuer anfachen kann. (unbekannt)

9. Woche: Zielorientierung

Datum

Der Moment, in dem wir aufhören zu planen, bedeutet Stillstand in unserem Leben, einen Zustand ohne Aktivität und ohne Entwicklung. Wenn es uns gut geht, versuchen wir dieser unnatürlichen, wenig befruchtenden Situation entgegenzuwirken. Neue Ziele, Wünsche, Pläne und Vorstellungen halten uns fit und lassen unsere Existenz interessanter werden. Abwechslungsreiche Aktivitäten machen unser Leben aufregend und spannend. Die Motivation für eine Weiterentwicklung basiert unter anderem auf unseren Plänen und Wünschen. Die Art und Weise, wie wir unser Leben und unsere Träume angehen, entscheidet darüber, ob wir gedeihen oder vor uns hinvegetieren. Ob wir erblühen oder wie eine vernachlässigte Pflanze langsam vertrocknen. Zu viele Aktivitäten oder irrationale Wünsche können uns wiederum unzufrieden machen, weil wir sie in unserem begrenzten Leben und mit unseren teilweise eingeschränkten Möglichkeiten vielleicht nicht erfüllen können.

Laotse sagte: „Wer weiß, dass er genug hat, ist reich."

Wann ist dieser Reichtum erreicht? Wir sollten nie aufhören, nach neuen, interessanten Erfahrungen und inspirierenden Impulsen zu suchen, Leidenschaften zu entwickeln und unsere eigenen Interessen zu fördern. Unsere Träume und Wünsche sind die Sprache unseres Herzens. All das wollen wir nur, wenn wir auch eine positive Lebenseinstellung in uns tragen, was wiederum lebensverlängernd wirkt. Unser Leben ist endlich, und jeder weiß, wie schnell die Zeit im Alltag wegzurennen scheint. Deshalb kann es sehr wertvoll sein, sich über die Zukunft Gedanken zu machen und darüber, was

C. Kattan, *Aktiv Depressionen vorbeugen*, https://doi.org/10.1007/978-3-662-58480-4_10

man in diesem einmaligen Leben erfahren möchte. Damit wir unsere Ziele besser erreichen können, sollten sie von uns klar formuliert werden und motivierend sein. Spüren wir die Attraktivität unserer Vorhaben im Vorfeld, so treibt uns die Vorfreude an. Wir werden so zu dem Dirigenten, dem *Glücksschmied* unseres Lebens.

Eine Zielorientierung ermöglicht es uns, die Kontrolle über sämtliche Vorhaben zurückzubekommen, die uns vielleicht durch ein falsches Priorisieren, Fremdbestimmtheit, Zeitdruck oder *faule Kompromisse* abhandengekommen sind.

In dieser Woche hast du die Gelegenheit, eine Liste mit all den Dingen zu erstellen, deren Umsetzung dir wirklich am Herzen liegt. Vielleicht möchtest du diese Auflistung auch an einem anderen Ort notieren oder aufhängen, damit du dir deine – teils längerfristigen – Ziele zur besseren Planbarkeit und Konkretisierung öfter vor Augen halten kannst und immer wieder an ihre Durchführung erinnert wirst.

Was möchtest du in den nächsten Jahren erleben, bevor du zu alt bist? Wohin möchtest du noch reisen? Gibt es Gefühlszustände, spirituelle, körperliche oder sexuelle Erfahrungen, die du machen möchtest?

In der zweiten Aufgabe geht es dagegen um Erledigungen, die du zeitnah angehen möchtest, weil sie für deine psychische Ausgeglichenheit wichtig sind.

Wunschkonzert

Das Leben ist ein Wunschkonzert
von einem schier unschätzbar'n Wert.
Ein jeder kann die Tonart wählen
und auch den Takt und Rhythmus zählen.
Die Seele macht dann noch den Klang
und gute Stimmung den Gesang.
Ein jeder ist der Dirigent,
sofern er seine Mittel kennt.

Das Leben ist ein Wunschkonzert,
wenn man sich vor ihm nicht versperrt.
Denn wer die reinen Töne hört
und sich der Dissonanz nicht stört,
der lebt und liebt die Melodie
und stört sich an dem Klange nie.
In Einheit mit des Lebens Tücken
kann auch die Arie uns glücken!

Das Leben ist ein Wunschkonzert,
wenn man es sich nicht nur erschwert.
Durch allzu starres Komponieren
kann die Musik auch mal sistieren.
Rutscht die Tonart dann nach Moll,
ist dies wohl kaum ein Grund für Groll!
Denn so auch kann das Leben sein.
Wir sind's letztendlich ganz allein,
die Tön' von Moll nach Dur zu leiten
und auf der Tonleiter zu gleiten.

Was möchte ich in den nächsten Jahren erleben?

Beispiele:

Eine Reise nach Asien machen – eine Ballonfahrt – Trauzeuge sein – einen Kochkurs besuchen – Saxophon spielen lernen – ein Buch schreiben – Spanisch lernen – ein bestimmtes Auto kaufen – den Machu Picchu besteigen – einen Skorpion essen – Salsa tanzen gehen …

Wie schon erwähnt, wird unser Gehirn durch die Visualisierung unserer Vorhaben auf die Durchführung vorbereitet, was uns darin unterstützt, unsere Ziele auch wirklich zu erreichen. Manche Ziele können wir vielleicht auch nur zusammen mit anderen Menschen bewerkstelligen oder müssen sie uns mit unserem Partner oder unserer Partnerin gemeinsam erarbeiten.

Versuche, möglichst klare Bilder von deinen Zielen vor deinem inneren Auge entstehen zu lassen, damit du die Attraktivität deiner Vorhaben spürst.

Versuche auch das damit verbundene positive, entspannende, vielleicht aber auch kribbelnde Körpergefühl wahrzunehmen.

Unser Gehirn kann nicht eindeutig erkennen, dass wir es uns *nur* vorstellen, weshalb ähnliche Gefühle im Körper hervorgerufen werden, als wenn wir es grade erlebten. Es ist dann so, als würden wir die angestrebte Sinneserfahrung in dem Moment tatsächlich machen. Aus dem Grund ist es auch sehr wichtig, dass wir uns *nur das* vorstellen, was wir wirklich wollen. Denn ebenso verhält es sich mit den vorher ausgemalten Befürchtungen, die zu einem realen Gefühl der Bedrohung werden können, wenn wir sie lebhaft visualisieren. Das passiert jedoch häufig weitgehend unbewusst, weshalb unser Gehirn aus unseren Sorgen manchmal beängstigende Katastrophenszenarien macht, die uns mental blockieren. Nur wenn wir nicht *bewusst* sind und sich in dieser Zeit unser Verstand ausschaltet, dann sind diese dunklen Gedanken der Treibstoff unseres Gehirns. Es besteht die Gefahr, unsere Bedenken im Kopf ständig zu wiederholen, und dann können sich diese Sorgen in uns *festfressen* und Ängste entstehen.

Deshalb ist es so wichtig, dass du dich nur auf das konzentrierst, was du wirklich erreichen willst, und in der Gegenwart lebst!

Nach dem Visualisieren ist dein Einsatz gefordert. Denn eine zeitnahe, tatkräftige Umsetzung deiner Gedanken verhindert, dass du dich in Tagträumen verlierst, was hinderlich ist.

Deine Liste kann unbegrenzt lang werden. Je länger, desto besser.

In Untersuchungen konnte gezeigt werden, dass die Anzahl der langfristigen Umsetzungen steigt, je mehr Ideen auf der Liste stehen. Mehrmaliges Durchlesen und Erweitern deiner Liste führt dazu, dass dir immer klarer wird, was dir wirklich wichtig ist. Fokussiere dich auch darauf, was du in deiner zur Verfügung stehenden Zeit gemeinsam mit deiner Familie oder deinen Mitmenschen erleben möchtest.

Meine Wunschliste

1. ______________________________
2. ______________________________
3. ______________________________
4. ______________________________
5. ______________________________
6. ______________________________
7. ______________________________
8. ______________________________
9. ______________________________
10. ______________________________

»Trenne dich nie von deinen Träumen. Wenn sie verschwunden sind, wirst du weiter existieren, doch aufgehört haben zu leben. (Mark Twain)

Was möchte ich in den nächsten 6 Monaten erledigen?

Anders als in der vorherigen Liste geht es nun darum, zeitnah anstehende Aufgaben zu notieren und die Dinge anzugehen, die du ohne große Vorbereitung bearbeiten kannst. Wenn du dir jede Woche eine kleine Aufgabe vornimmst, wirst du erleben, dass dir diese Produktivität ein gutes Gefühl gibt. Versuche, deine Ziele möglichst konkret und positiv zu formulieren, und mache dir klar, was genau getan werden muss und in welchen Teilschritten.

Wie wahrscheinlich ist es, dass du die jeweilige Veränderung angehen wirst?

Deine Veränderungen sollten bald beginnen und innerhalb der nächsten sechs Monate abgeschlossen sein. Wenn du schlechte Gewohnheiten ändern möchtest, dann achte darauf, dass deine Deadlines hierfür realistisch sind. Ein bekanntes Regelwerk besagt, dass unsere angestrebte Veränderung innerhalb von 72 Stunden begonnen werden sollte, damit die Umsetzung wirklich stattfindet.

Beispiele: *Den Keller aufräumen – den Kleiderschrank ausmisten – eine sportliche Aktivität wie Rudern beginnen – alte Fotos archivieren – einen Schrittzähler installieren und jeden Tag mindestens 5000 Schritte gehen – eine Weiterbildung machen – fünf Kilogramm abnehmen – mit dem Rauchen aufhören …*

1. ______________________________

Veränderung realistisch? Beginn wann?

2. ______________________________

Veränderung realistisch? Beginn wann?

3. ______________________________

Veränderung realistisch? Beginn wann?

4. ______________________________

Veränderung realistisch? Beginn wann?

5. ______________________________

Veränderung realistisch? Beginn wann?

10. Woche: Ressourcenaktivierung

Datum

In unserem Alltag wird jedem von uns so einiges abverlangt. Wir müssen kontinuierlich Leistung erbringen, indem wir funktionieren. Das tun wir, indem wir für Mitmenschen sorgen, unsere Wohnung in Ordnung halten, die Freizeit sinnvoll gestalten, Projekte planen, neue Ziele verfolgen und *mit der Zeit gehen.*

Und bei all dem wollen wir auch noch freundlich und umgänglich sein und unsere eigenen Gefühle in den Griff bekommen. Das sind enorme Anforderungen, die an uns gestellt werden. Aus dem Grund ist es sehr wichtig, dass wir Ressourcen haben und sie auch fördern. Das Wort Ressource bedeutet *Quelle.* Die eigenen Kraftquellen zu kennen und sich Zeit für sie zu nehmen stellt einen wesentlichen Faktor dar, der unser inneres Gleichgewicht und unsere psychische Verfassung stabilisiert. Viele Menschen wissen nicht, dass ihnen diese Quellen zur eigenen Nutzung zur Verfügung stehen. Andere wiederum können ihre Energiespender zwar benennen, gestatten sich aber nicht, von ihnen Gebrauch zu machen. Indem wir lernen *abzuschalten* und uns den Dingen widmen, die keine Leistung erfordern und *nur* Spaß machen, erhalten wir uns unsere geistige Gesundheit. Der Kopf ist häufig so voll mit Aufgaben, Plänen, Sorgen, Ängsten, Kontrolle und einem Gefühl von *Druck*, dass wir dazu neigen folgendes zu vergessen: Die Fähigkeit zur Entspannung ist ebenso wichtig wie die Fähigkeit zur Anspannung. Beispielsweise fällt es einigen Menschen gar nicht so leicht, sich regelmäßig zu *erlauben*, zeitweilig

C. Kattan, *Aktiv Depressionen vorbeugen*, https://doi.org/10.1007/978-3-662-58480-4_11

weniger zu arbeiten oder Arbeit liegen zu lassen, um den eigenen Wünschen und Freizeitinteressen nachzugehen. Dabei ist es so wichtig, dass wir ein Gespür für die Grenzen unserer persönlichen Belastbarkeit bekommen. Wenn wir uns nicht von Zeit zu Zeit ausruhen und den Computer im Kopf *herunterfahren*, dann lassen wir uns keinen Raum für freie Entscheidungen, für Kreativität, für die persönliche Entwicklung und letztlich für uns selbst. Die Lockerung von *Kontrolle* setzt Energie frei, die sich in viele Richtungen entladen kann und zu neuen Lebensgefühlen führt.

Für unsere Seele ist die Balance zwischen Kraft erfordernden und Kraft zurückgebenden Tätigkeiten enorm wichtig. Wenn unsere verbleibende Energiereserve schon so weit aufgebraucht ist, dass wir nicht mehr fühlen können, was uns guttut, dann sind wir ausgebrannt und fühlen uns schwach. Negative Gedanken können desto einfacher die Oberhand gewinnen, je erschöpfter und *energieloser* wir uns fühlen. Unsere Kraftquellen helfen uns dabei, uns selbst einen Teil der Kraft wieder zurückzugeben. Je mehr wir uns an den positiven Aspekten eines jeden *Erlebnisses* erfreuen, um schneller lädt sich unser Akku wieder auf.

Das Geheimnis ist eine tief empfundene positive Lebenseinstellung, die zu unserer wichtigsten Kraftquelle werden kann. Positive Gefühle sind jedoch vergänglich, genauso flüchtig wie der Atem. Sie können ebenso schnell verschwinden, wie sie entstanden sind. Das bringt auch die Notwendigkeit mit sich, dass wir einerseits früh lernen sollten, schöne Gefühle zu schätzen, und andererseits auf Veränderungen vorbereitet sind.

Wenn wir jeden Tag darauf bedacht sind, die guten Gefühle wie Freude, Heiterkeit, Dankbarkeit und Liebe bewusst wahrzunehmen, dann können wir lernen, besondere Momente durch *Innehalten* in unserem Gedächtnis für schwierige Zeiten abzuspeichern. So sind unsere schönen Erinnerungen die Sternstunden, an die wir uns in dunklen Nächten erinnern und auf die wir auch noch Jahre später zurückgreifen können, vergleichbar mit der eingemachten Marmelade im Keller.

Da jedoch nicht jeder Tag gleich viele gute Erlebnisse für uns bereithält und auch bei einer positiven Grundeinstellung nicht alle Sorgen und Nöte vergessen werden können, ist es für ein ausgeglichenes Leben essenziell, dass wir unsere Ressourcen kennen und im Alltag nutzen. Je mehr dieser Kraftquellen wir alleine anzapfen können, desto widerstandsfähiger sind wir in schweren Zeiten. Das macht uns unabhängiger von äußeren Einflüssen.

Wenn wir uns permanent gestresst fühlen, dann werden wir krank. Häufig beginnt das mit körperlichen Verspannungen, Nackenschmerzen und Kopfdruck, da zu viel auf unseren Schultern lastet. So weit sollten wir es idealerweise nicht kommen lassen. Wenn wir nicht regelmäßig versuchen, den im Verlauf des Tages entstandenen Druck wieder abzubauen, dann erhöht sich die muskuläre Verkrampfung, der Blutdruck steigt, und unser gesamter Kreislauf ist so stark belastet, dass Herzrhythmusstörungen, Schwindel und Magenprobleme die Folge sein können. Der Abbau von unserem persönlich empfundenen Druck durch Sport, Entspannung, positive Erlebnisse und andere selbstfürsorgende Aktivitäten ist die beste Altersvorsorge.

Die amerikanische Psychologin Barbara L. Fredrickson konnte in mehreren Studien belegen, dass es auf die Quantität der positiven Gefühle ankommt. Sie nahm als Messinstrument den „Positiven Quotienten", der sich aus dem Verhältnis zwischen tief empfundenen positiven und herzzerreißend negativen Gefühlen während eines beliebigen Lebensabschnittes berechnet. Wenn der Anteil der positiven Ereignisse unter einen gewissen Wert fällt, dann, so zeigten ihre Studien, können diese Menschen in eine von Negativität getragene Abwärtsspirale geraten, in denen ihre Misserfolge fast vorhersagbar werden und sie sich seelisch stark belastet fühlen.

Ein Quotient von 3:1 scheint ausreichend zu sein für ein ausgeglichenes Befinden.

Das heißt, drei gute Gefühle werden mit einem schlechten Gefühl verrechnet. Wir sollten also ganz bewusst die guten Gefühle fördern, indem wir in einer misslichen Lebenslage eine optimistische Sichtweise annehmen oder sie humorvoll betrachten. Wut beispielsweise lässt sich gut durch Humor auflösen.

Wenn dir die folgende Übung leichtfällt, dann bist du voller Kraft, ausgeglichen und kannst auf deine Ressourcen gut zugreifen. Bist du hingegen ausgebrannt und erschöpft, dann kann es sich anfühlen, als wärest du völlig ideenlos und leer. Falls das der Fall sein sollte, so ist es hilfreich, dich an das zu erinnern, was du als Kind besonders gerne getan hast oder wovon du damals geträumt hast.

Vielleicht bist du auch früher einem Hobby nachgegangen, das du jetzt wieder aufgreifen könntest, oder dir fallen Momente ein, in denen du dich besonders *frei* gefühlt hast?

Meine Kraftquellen

Je besser deine Kraftgeber in den Alltag zu integrieren sind, desto leichter wird es dir fallen, aus ihnen zu schöpfen.

> **Beispiele:**
>
> *Morgens im Auto den Lieblingsmusiksender hören und gedanklich abschalten. Einen gut ausgewählten Kinofilm anschauen. Mit dem Hund in der Natur spazieren gehen. Einen Kraftort (ein Ort an dem wir zur Ruhe kommen können und Kraft tanken) aufsuchen. Bunte Socken für die Weihnachtsgeschenke stricken und dabei entspannen. Ins Sportstudio gehen und trainieren. Klavier spielen. Mit Freundinnen Kaffee trinken gehen. Zusammen Fußballspiele schauen. Den Kaffee am Morgen genießen und dabei Zeitung lesen. Etwas Besonderes kochen. In die Sauna gehen. Eine Massage buchen. Mit den Kindern spielen. Die Lieblingsmusik auf den MP3-Player laden und beim Bügeln anhören. Sich Zeit für eine ausgiebige Dusche nehmen …*

Deine Liste kann unbegrenzt fortgeführt werden.

1. ____________________
2. ____________________
3. ____________________
4. ____________________
5. ____________________
6. ____________________
7. ____________________
8. ____________________
9. ____________________
10. ____________________

Wie gut gelingt mir eine Integration dieser Auszeiten in meinen Alltag?

Wie gut kann ich mich generell entspannen und gedanklich abschalten?

Schätze dich mit einem Kreuz auf der Skala ein.

1 ____ 10

stark angespannt — ganz entspannt/losgelöst

Was sollte ich an meiner Einstellung, dem Tagesablauf oder anderen Rahmenbedingungen verändern, damit mir meine Entspannung noch besser gelingt?

Welche Kraftquellen oder Relax-Momente habe ich konkret in den letzten drei Tagen genutzt?

Was könnte eine weitere Ressource sein, die ich bisher noch nicht ausprobiert habe? Was würde mir und meiner Seele guttun?

____

____

____

____

» Nimm dir Zeit für dich, denn niemand benötigt dich so dringend wie du. (unbekannt)

---

11. Woche: Wohlbefinden

Datum

In dieser Woche geht es noch einmal darum, wie gut wir für uns selbst sorgen. Wir sind dafür verantwortlich, welche Gefühle wir überhaupt erst zulassen. Es macht einen großen Unterschied für unser gesamtes Leben, ob wir uns eher für alles und jeden verantwortlich fühlen oder ob wir uns explizit gegen eine solche Haltung entscheiden. Wir wählen beispielsweise selbst, ob wir uns für ein Vorkommnis schuldig fühlen. Denn dieses Gefühl entsteht erst durch die Bewertung unseres Handelns im Hinblick auf die Gesamtsituation.

Im Laufe eines Lebens kommen wir mit vielen verschiedenen Gefühlszuständen in Kontakt. Unter anderem sind das Freude, Heiterkeit, Ehrfurcht, Interesse, Verliebtheit, Stolz und Liebe. Aber wir erleben auch Ekel, Trauer, Scham und Wut. Manche Empfindungen sind sehr flüchtig und halten nur für kurze Zeit an. Andere wiederum können zum Beispiel in einer Depression ihren Ausdruck finden. Es wäre schön, wenn wir immer gut gelaunt und glücklich sein könnten, aber das ist fast unmöglich, zumal es uns schwerfiele, das vorhandene Glücksgefühl dauerhaft zu schätzen. Ein besonders wichtiges Gefühl ist das, das wir als „Sich wohlfühlen" oder „Sich zufrieden fühlen" bezeichnen. Was genau brauchen wir dazu? Wo fühlen wir es im Körper? Wann haben wir es zuletzt empfunden?

C. Kattan, *Aktiv Depressionen vorbeugen*, https://doi.org/10.1007/978-3-662-58480-4_12

Mit sich und seiner Umgebung im Einklang zu leben, könnte dieses Gefühl entstehen lassen. Solange wir allerdings nicht wissen, wer oder welche Umstände uns in diesen Zustand versetzen können, so lange ist dieser auch schwer erreichbar und schneller vergänglich.

Versuche in dieser Woche eine Vorstellung davon zu entwickeln, was es für dich heißt, dich mit deiner Umwelt, einer bestimmten Person oder in einer konkreten Lebenssituation *wohlzufühlen*. Dieses Gefühl ist, genauso wie die Liebe für einen anderen Menschen, ein Potpourri der oben aufgelisteten positiven Gefühlszustände. Im Folgenden werden wir dieses Potpourri auseinanderpflücken und uns noch klarer machen, wie unser *Wohlbefinden* entsteht. Dieses Gefühl ist sehr individuell, vielleicht auch etwas intim und an Bedürfnisse oder Zustände geknüpft. Wohl kaum jemand fühlt sich im Winter wohl, wenn er nasse Kleidung trägt. Wenn du nicht weißt, wie die nächste Stromrechnung bezahlt werden soll, wird es dir auch eher schwer fallen, ein wohliges Gefühl aufkommen zu lassen.

Wenn wir uns wohlfühlen und unsere Bedürfnisse erfüllt werden, dann können wir aufblühen, kreativ sein, unsere Möglichkeiten nutzen und Wachstum erfahren.

Wir können produktiv sein, uns für unsere Familie und unsere Freunde engagieren, einen wichtigen Beitrag zu unserer Arbeit leisten und vielleicht sogar das Weltgeschehen nachhaltig beeinflussen. Auf diese Weise fühlen wir uns *wichtig*.

Das körperliche Wohlbefinden trägt ebenfalls einen wesentlichen Aspekt zu unserem Allgemeinbefinden bei und hat großen Einfluss auf unser Gemütsleben.

Achtsamkeit	Fitness	Liebe	Teilnahme
Akzeptanz	Freiheit	Loslassen	Toleranz
Alleinsein	Freude	Menschlichkeit	Transparenz
Anerkennung	Freundschaft	Mitgefühl	Treue
Annahme	Frieden	Mitteilung	Trost
Aufrichtigkeit	Geborgenheit	Nähe	Unabhängigkeit
Aufmerksamkeit	Gemeinsamkeit	Offenheit	Unterstützung
Ausgeglichenheit	Gemeinschaft	Ordnung	Verbindlichkeit
Austausch	Gerechtigkeit	Orientierung	Verbundenheit
Authentizität	Gesellschaft	Präsenz	Verständigung
Autonomie	Gesundheit	Privatsphäre	Verantwortung
Berechenbarkeit	Gleichgewicht	Respekt	Verständnis
Berührung	Glück	Rituale	Vertrauen
Bestätigung	Handeln	Ruhe	Vitalität
Beständigkeit	Harmonie	Schaffen	Wachstum
Bewegung	Heilung	Schönheit	Wärme
Bewusstsein	Herausforderung	Schutz	Wahlmöglichkeit
Dankbarkeit	Hoffnung	Selbstbestimmung	Weiterkommen
Diskretion	Humor	Selbstverwirklichung	Wechselbeziehung
Effektivität	Individualität	Selbstverantwortung	Wertschätzung
Ehrfurcht	Inspiration	Selbstwertschätzung	Wissen
Ehrlichkeit	Integrität	Sexualität	Würdigung
Einbezogen sein	Intimität	Sicherheit	Zärtlichkeit
Einfühlsamkeit	Klarheit	Spaß	Zugehörigkeit
Empathie	Komfort	Spiritualität	Zuhören
Entfaltung	Kommunikation	Stabilität	Zuneigung
Entspannung	Kontakt	Stille	Zusammenarbeit
Entwicklung	Kontinuität	Stimmigkeit	Zuspruch
Erfahrung	Kreativität	Stimulation	Zielstrebigkeit
Erhohung	Lernen	Struktur	Zweisamkeit

Welche Wörter beschreiben meine Bedürfnisse?

Unerfüllte Bedürfnisse sind der Ursprung von unangenehmen Gefühlen und Mangelzuständen. Je besser wir unsere Bedürfnisse kennen, desto eher wird uns deren Erfüllung oder sogar die gezielte Einforderung einzelner Zustände gelingen. Markiere mit einem Textmarker insgesamt zehn Wörter, die deine wichtigsten Bedürfnisse repräsentieren.

Was empfinde ich, wenn ich mich wohlfühle?

Beschreibe es in wenigen Sätzen. Du kannst auch einige Situationen benennen, in denen du dieses Gefühl bei dir ausmachen konntest. Beschreibe einen körperlichen Zustand, der als Reaktion auf eine angenehme Situation in dir selbst entstanden ist.

Achte beim Beantworten darauf, an welcher Stelle in deinem Körper eine angenehme Empfindung entsteht.

Beispiele: *Als ich auf meinem Sofa saß, alle Klausuren bestanden hatte, mein Kopf frei war und ich Musik gehört habe, da habe ich mich wohlgefühlt. Mein Bauch wurde warm und meine Arme und Beine wurden angenehm schwer.*

Wohlfühlen bedeutet für mich, mit den Menschen zusammen zu sein, die ich liebe, wo jeder respektiert und geschätzt wird, so wie er ist.

Vielleicht war es das Gefühl, das ich hatte, als ich mit meinem Partner einen gemütlichen Rotwein-Abend verbrachte. Mein Brustkorb fühlte sich leicht an.

Wohlfühlen ist wie eine stundenlange Rückenmassage für mich.

1. ______________________________

2. ______________________________

3. ______________________________

4. ______________________________

5. ______________________________

6. ______________________________

7. ______________________________

8. ______________________________

Warum geht es mir gut, wenn es mir gut geht? Was brauche ich, um zufrieden zu sein?

Mein Haus, mein Auto, mein Garten, mein Pferd … Gibt es materielle Dinge, die du brauchst, um dich wohlzufühlen?

Oder ist es doch eher eine Zufriedenheit, die unabhängig von äußeren Umständen und Einflüssen von innen kommt und weitgehend bedingungslos ist?

Ganz ohne Geld und materielle Dinge können wir nicht leben, und es ist auch gut und legitim, dass wir uns für das Geld, das wir erarbeitet haben, materiellen Reichtum aneignen, sofern es unser Befinden verbessert. Zu viele, unnötig angeschaffte Sachen hingegen können zu einem hinderlichen Ballast werden.

Vielleicht kannst du für dich den Unterschied zwischen dem erkennen, was geldlich erwerbbare Objekte, Annehmlichkeiten oder Aktivitäten in dir auslösen, und den Gefühlen, die weniger käufliche *Wohlfühlsituationen* in dir bewirken.

Notiere nun materielle Dinge, die deine Zufriedenheit steigern.

1. ____________________
2. ____________________
3. ____________________
4. ____________________
5. ____________________
6. ____________________
7. ____________________

» Es ist nicht leicht, Glück in sich selbst zu finden, aber unmöglich, es anderswo zu finden. (Agnes Repplier)

12. Woche: Selbstwirksamkeit

Datum

Wann hast du zuletzt die Erfahrung gemacht, dass dir etwas gut gelungen ist und du daraufhin energiegeladen, optimistisch, inspiriert und motiviert warst, dein Ziel weiter zu verfolgen? Erinnerst du dich an eine Lebensphase, in der du aufgrund deiner Situation verzweifelt warst, durch das Aufflammen deiner Hoffnung aber einen Weg gefunden hast, dich daraus zu befreien?

Dann hast du die Erfahrung gemacht, dass du selbst etwas bewirken kannst. Das ist ein Beispiel für sogenannte *Selbstwirksamkeitserfahrungen*, die uns Kraft geben und unser Selbstvertrauen stärken.

In dieser Woche wollen wir den Fokus auf einige positive Gefühlszustände richten. Indem du dir bestimmte bisher erlebte Situationen bewusst machst, sollst du deine Selbstwirksamkeit erkennen und weiter trainieren lernen. Liebe, Dankbarkeit, Freude, Stolz, Interesse und Hoffnung sind einige der positiven Gefühle, mit denen ein jeder im Laufe seines Lebens in Berührung kommt. Häufig lassen wir diese Momente wenig wertschätzend an uns vorbeiziehen oder nehmen sie als eine Selbstverständlichkeit an. Dabei könnten es genau diese Momente sein, nach denen wir schauen, wenn wir von dem Gefühl *glücklich zu sein* sprechen. Wir alle sehnen uns nach möglichst vielen schönen Augenblicken, suchen danach aber häufig an der falschen Stelle. Wir öffnen unsere Augen nicht oder *übersehen* sie einfach.

Medizin und Psychologie sind zunehmend zu dem Schluss gekommen, dass positive Gefühlszustände nicht nur für Gesundheit und Erfolg wichtig sind, sondern diese fördern und aufrechterhalten können. Die Empfindung von Glück können wir genauso trainieren wie unsere Skelettmuskulatur.

Gefühle bewusst wahrzunehmen und sich darauf mit ihnen auseinanderzusetzen kann allerdings als sehr anstrengend und teilweise sogar als schmerzhaft

C. Kattan, *Aktiv Depressionen vorbeugen*, https://doi.org/10.1007/978-3-662-58480-4_13

empfunden werden. Vielleicht spürst du am Ende dieses dritten Monats eine leichte Erschöpfung, einen Widerstand in dir, dich weiter mit dir zu befassen. Oder aber du merkst, dass es dir in einigen Lebensbereichen Klarheit verschafft und du bei manchen Empfindungen wieder klarer siehst und fühlst. Durch die Einsicht in deine inneren Gefühlszustände kannst du zu einem tieferen Verständnis der Geschehnisse deiner Vergangenheit und der Gegenwart gelangen.

Unser Denken läuft ebenso automatisch ab wie unser Fühlen. Wenn wir *nur fühlen*, ohne zu denken, dann sind das häufig die Momente, in denen wir uns unserem Körper und unserem Herzen emotional ausgeliefert fühlen. Und wenn wir zu viel denken, ohne nach innen zu schauen, ohne auf unser Herz zu hören, dann fühlen wir uns unvollständig, zerrissen und leer. Letztlich denken wir aber immer zuerst, bevor wir fühlen, was uns oft nicht bewusst ist. Ausgehend von unseren Gedanken modelliert unser Verstand eine Empfindung. Unser Gehirn ist in der Lage, unsere Gedanken spürbar zu machen, so wie ein Bildhauer, der versucht, seine Idee greifbar zu machen.

Bei körperlichem Schmerz nach einer Verletzung kann es andersherum sein, sodass der Schmerzreiz und die Nervenweiterleitung schneller sind als der Gedanke, der darauf folgt. Ob wir uns gut fühlen oder ob unser Befinden miserabel ist, hängt maßgeblich davon ab, was wir denken.

Von klein auf werden wir darauf trainiert, Situationen zu kategorisieren, Muster zu erkennen, Schlussfolgerungen zu ziehen und aus den Konsequenzen der jeweiligen Handlung zu lernen. Durch die Bewertung einer Situation entsteht jedoch erst die Richtung – positiv oder negativ – unserer Gefühle. In der Beurteilung einer Situation handeln wir aufgrund unserer Vorerfahrungen oft impulsiv und den Schemata folgend, die wir kennen. Wenn wir beispielsweise von unseren Eltern nie gelobt wurden, so werden wir misstrauisch reagieren, wenn uns jemand auf unerwartete Weise lobt, weil uns das Unbekannte erst einmal verunsichert. Wenn wir uns aber bemühen, offen zu sein, und jede Situation so sehen, dass irgendetwas Gutes für uns dabei herauskommt, dann führt diese optimistische Sichtweise dazu, dass wir weniger Misserfolge für uns verbuchen werden. Wir sollten immer erst versuchen, nach den kleinen, positiven Details zu schauen, bevor wir der erlebten Situation den Stempel der Negativität aufdrücken. Und sollten wir einem Erlebnis einmal tatsächlich gar nichts Positives abgewinnen können, dann sollten wir versuchen, möglichst schnell einen Ausweg zu finden. Denn nur nach vorne geht es weiter!

Wenn unsere Erwartungen positiv sind, dann programmieren wir das im Gehirn ansässige Suchprogramm darauf, Informationen über positive Erfahrungen herauszufiltern und negative Aspekte zu vernachlässigen. So können wir unsere eigene Sichtweise verändern und unsere eigene Realität erschaffen.

Das heißt nicht, dass wir traurige oder schlechte Gegebenheiten oder Verhaltensweisen beschönigen oder billigen sollen. Es bedeutet jedoch, einen realistischen Blick dafür zu entwickeln, wie die Lage ist, und die guten Seiten so erstarken zu lassen, dass die negativen in den Hintergrund treten. Indem wir mehr und mehr sensibilisiert sind, die kleinen, freudigen Details einer Lebenssituation oder Begegnung zu würdigen, desto glücklicher fühlen wir uns.

In den folgenden Fragen wirst du gebeten, deine Vergangenheit nach den oben aufgeführten Schlagwörtern – Dankbarkeit, Freude, Stolz, Interesse und Hoffnung – zu durchsuchen. Indem du die damit zusammenhängenden Situationen beschreibst, kannst du deine eigene Selbstwirksamkeit erkennen und zukünftig weiter verbessern. Versuche die jeweilige Situation so konkret wie möglich aufzuschreiben und beobachte, ob das in deinem Körper entstehende Gefühl vergleichbar ist mit der Empfindung, wie du sie damals erlebt hast.

Das Gefühl tief empfundener Liebe ist zwar das stärkste aller positiven Gefühle, es wird aber in den folgenden Übungen nicht thematisiert, da es sehr facettenreich und individuell ist. Es setzt sich zusammen aus einer Mischung verschiedener Gefühle wie Hochachtung, Verbundenheit, Vertrauen, Interesse, Freude, Stolz und Dankbarkeit, die in einer Partnerschaft Teil einer stabilen Beziehungsbasis werden und deren Gewichtung ein jeder für sich selbst festlegt.

In welcher Situation hatte ich großes Interesse an einer Sache oder einem Menschen?

Wenn du die folgende Übung machst, versuche die Gedanken und Assoziationen, die dir als Erstes in den Sinn kommen, stichpunktartig festzuhalten. Suche in deiner Erinnerung nach etwas oder jemandem, das oder der dich fasziniert hat. Oder nach einem neuen Hobby, das du unerwartet entdeckt hast. Vielleicht denkst du auch an einen unbekannten Ort, den du erforschen wolltest.

Gibt es ein Erlebnis, das deine Fähigkeiten auf unerwartete Weise gefördert hat? Vielleicht erinnerst du dich an einen Moment, in dem du dich vollkommen lebendig gefühlt hast und sehr interessiert warst an den Geschehnissen und Möglichkeiten, die sich dir darboten. Es kann auch etwas oder jemand sein, der eine unerwartete Leidenschaft in dir geweckt hat. Oder ein Mensch, in den du dich verliebt hast.

Wann hast du zuletzt ein solches *Interesse* verspürt?

In welcher Situation empfand ich tiefe Dankbarkeit einem anderen Menschen oder Zustand gegenüber?
Dankbarkeit ist ein ehrfürchtiger Zustand, zu dem wir befähigt sind und aus dem wir selbst viel Kraft und Freude schöpfen können. Wir können dafür dankbar sein, dass wir gesund sind, oder dafür, dass wir uns zum Beispiel den Klavierunterricht oder den Turnverein für unsere Kinder finanziell leisten können. Wir können für unsere berufliche Position, unsere Familie, unsere Freiheit, das fließende Wasser zu Hause – letztlich für alles Gute, was wir erfahren – wertschätzend dankbar sein. Einige der genannten Umstände werden wir selbst bewirkt haben, was unter anderem ein Zeichen unserer Selbstwirksamkeit ist.

Welche Situationen fallen dir ein, in denen du dieses tiefe, verbindende und angenehme Gefühl der Dankbarkeit empfunden hast? Wie lange ist das her?

Gibt es Menschen, denen ich am heutigen Tag danken möchte oder schon immer *Danke* sagen wollte?

In welcher Situation habe ich große Freude empfunden? Sodass mein Körper federleicht war und ich mich frei und unbeschwert fühlte und die ganze Welt in mich aufsaugen wollte?
Es könnte zum Beispiel der Moment gewesen sein, als du deine letzte große Prüfung erfolgreich bestanden hast. Oder als du deine Wohnung komplett eingerichtet hast und mit allem zufrieden warst. Der Moment, als du dein Neugeborenes zum ersten Mal im Arm halten konntest. Vielleicht sind es auch kleinere Freuden, wie ein gemeinsamer Abend mit Freunden oder das Lesen eines interessanten Buches, an die du dich jetzt erinnerst.

Wir sind für das verantwortlich, was wir tun. Wahre Freude entsteht durch das, was wir aus eigener Kraft bewirken. Das sind zum Beispiel Hürden, die wir nehmen, Opfer, die wir bringen, und Hindernisse, die wir überwinden. Das dadurch erzielte Ergebnis ist das Zeugnis unserer Selbstwirksamkeit.

Wann hattest du zuletzt dieses Gefühl? Beschreibe eine konkrete Situation.

In welcher Situation hatte ich sehr viel Hoffnung?
Hoffnung bedeutet, etwas Schlimmes zu kennen oder zu befürchten und sich etwas Besseres zu wünschen. Hoffnung macht uns stark und verhindert, dass wir in verzweifelten Situationen zerbrechen. Manchmal führt Hoffnung aber auch dazu, dass wir untätig zusehen und in einem für uns schlechten Zustand verharren – wie zum Beispiel in einer unglücklichen Liebesbeziehung.

Manchmal kann uns unsere Hoffnungslosigkeit oder Verzweiflung auch neue Türen öffnen, wenn wir nicht aufgeben, nach einem Ausweg zu suchen. Dafür müssen wir uns trauen, das Risiko in Kauf zu nehmen, das jede neue Situation mit sich bringt. „Wir sind dort zu Hause, wo der Schrecken bekannt ist", was bedeutet, dass wir als *Gewohnheitstier* uns lieber mit unserem Elend arrangieren, als uns zu trauen, eine neue Chance zu ergreifen. Denn dafür müssten wir uns für das *Unbekannte* offen zeigen. Mit dieser Einstellung werden wir jedoch ungünstige Lebenssituationen oder sogar selbstschädigende Verhaltensweisen nicht ändern können.

Momente, in denen wir Hoffnung haben, geben uns wieder Auftrieb und Kraft zum Weitermachen. Sie motivieren uns, für eine Verbesserung der Situation zu kämpfen.

Welche Situationen assoziierst du mit dem Gefühl der Hoffnung?

In welcher Situation war ich sehr stolz auf mich?

Auf sich selbst stolz sein zu können erhöht den Selbstwert und lässt uns selbstbewusst auftreten. Wir können uns für etwas *Gutes* verantworten, zum Beispiel für eine Leistung, die wir erbracht haben. Dieses Gefühl tragen wir gerne nach außen, zumal jeglicher Erfolg, ebenso wohltätiges Engagement sozial anerkannt sind. Die Empfindung von Stolz ist somit ein positives, sehr nützliches Gefühl, das uns Kraft gibt. Zu viel Stolz zu zeigen kann aber auch arrogant und hochmütig wirken, zumal es in den meisten Fällen ein unechtes und aufgesetztes Gefühl ist. Einigen Menschen fällt es schwer, stolz auf sich zu sein, da sie sich selbst nicht für wichtig halten und ihre persönlichen Erfolge kleinreden.

Unsere Leistung und unser Stolz sind Ausdruck unserer Selbstwirksamkeit. Und die steht in einer engen Wechselbeziehung mit unserem Selbstwertgefühl. Je häufiger wir uns an all diese positiven Erlebnisse erinnern, desto mehr Freude und innere Stärke empfinden wir und es unterstützt uns darin, auch in schwierigen Lebensphasen an unsere eigene Kraft zu glauben.

Wann hast du das letzte Mal etwas für dich oder andere bewirkt?

Versuche alle Momente deines Lebens aufzuzählen, in denen du besonders stolz auf dich und deine Leistung warst.

Hat mich mein Erfolg zu weiteren Taten inspiriert?

» Auch das ist Kunst, ist Gottes Gabe, aus ein paar sonnenhellen Tagensich so viel Licht ins Herz zu tragen, dass, wenn der Sommer längst verweht, das Leuchten immer noch besteht. (Johann Wolfgang von Goethe)

13. Woche: Selbstfürsorge

Datum

Selbstfürsorge bedeutet, dass wir uns Gedanken darüber machen, wie wir auf unsere eigenen Bedürfnisse eingehen können, und im Rückschluss Mangelzustände erkennen. Daraufhin können wir ungünstige Situationen erst bearbeiten und beseitigen.

Eines unserer elementaren Bedürfnisse ist der Wunsch nach Sicherheit und Schutz. Indem wir für uns sorgen, achten wir auf uns und unser Wohlergehen. Die Mehrzahl aller Kinder erfährt Schutz und Geborgenheit im Kreise der Familie, wo das Fundament für die spätere Selbstfürsorge gelegt wird. Je fürsorglicher man in der Kindheit mit uns umgegangen ist, desto selbstfürsorglicher werden wir als Erwachsene sein können. Schon als Baby empfangen wir Signale, die wir deuten und daraufhin mit einer Reaktion beantworten. Wenn ein Baby angelächelt wird, lächelt es zurück, sofern es sich wohlfühlt. Wenn wir in einer sicheren Umgebung aufwachsen, dann lernen wir früh, wie ein positives Körpergefühl mit einer körperlichen Reaktion und den damit zusammenhängenden, wohltuenden Gedanken in Verbindung steht. So werden im Gehirn erste Schaltkreise geschlossen, die die Voraussetzung für unser körperliches Selbstgewahrsein sind. Selbstgewahrsein bedeutet, dass wir zu jedem Zeitpunkt in der Lage sind zu erkennen, was in uns los ist und wie wir uns fühlen. Wenn wir eine gute Verbindung zu unseren inneren Empfindungen haben, dann können wir darauf vertrauen, dass sie uns zutreffende Informationen vermitteln. Dann haben wir auch das Gefühl, Einfluss auf unseren Körper, unsere Gefühle und uns selbst zu haben. Nur wenn wir unterscheiden können, was in unserem Körper vor sich geht, dann erkennen wir auch unsere Bedürfnisse. Das ist der Schlüssel zu psychischer Ausgeglichenheit

C. Kattan, *Aktiv Depressionen vorbeugen*, https://doi.org/10.1007/978-3-662-58480-4_14

und körperlichem Wohlbefinden. Denn so können wir jeden unangenehmen Zustand rechtzeitig erspüren und verändern. Manchen Menschen fällt es schwer, adäquat mit ihren Bedürfnissen umzugehen, ganz gleich, ob es darum geht, zum richtigen Zeitpunkt die richtige Menge zu essen, oder darum, den notwendigen Schlaf zu bekommen und Pausen zu machen. Dieses Verhalten kann ein Anzeichen dafür sein, dass es ihnen schwerfällt, Körperempfindungen wahrzunehmen und richtig zu interpretieren. Ein Grund dafür kann sein, dass sie die *Gefühlswahrnehmung* nie richtig erlernen konnten, da ihre Eltern unzuverlässig waren, auf die kindlichen Bedürfnisse nicht ausreichend eingegangen sind oder diese fehlinterpretiert haben. Dieser Feed-back-Mechanismus, der die Voraussetzung für die Entwicklung einer guten Selbstwahrnehmung ist, wurde somit gestört und kann das weitere Leben des erwachsenen Menschen entscheidend beeinflussen und in einigen Lebensbereichen erschweren. Dennoch ist es sehr gut möglich und nie zu spät, an der Verbesserung der Selbstwahrnehmung zu arbeiten, was dir in diesem Buch in vielen Kapiteln vermittelt wird.

Für unsere emotionale Entwicklung und den Aufbau funktionsfähiger, befriedigender Beziehungen ist es unter anderem wichtig, dass wir uns von unseren Eltern geliebt und *willkommen* fühlen. Dieses Urvertrauen lässt uns ein zuversichtliches Weltbild etablieren und führt dazu, dass wir uns zu geliebten, selbstständigen und selbstbestimmten Menschen entwickeln können.

Wenn sich Eltern konsistent verhalten, dann werden ihre Reaktionen berechenbar und vorhersagbar, was bei dem Kind Vertrauen schafft und eine feste Bindung entstehen lässt. Positive Bindungserfahrungen sind auch die Voraussetzung für die Entwicklung unserer Selbstliebe. Wer keine guten Beziehungserfahrungen gemacht hat oder seine Eltern gar nicht kennt, kann mehr Schwierigkeiten haben, den eigenen Weg zu finden und sich zu entwickeln. Solchen Menschen fehlt sozusagen die Wurzel in einem stabilen Boden, auf dem sie wachsen und gedeihen können. Sie sind oftmals auf der Suche nach einem Gefühl, das sie mit Worten nicht beschreiben können.

Den eigenen Ursprung nicht zu kennen kann sehr schmerzhaft sein und eine innere Leere verursachen. Die Akzeptanz dieser Situation fällt den Betroffenen oft schwer. Glücklicherweise kennen die meisten Menschen ihre Eltern. Aber ist das Elternhaus, in dem du aufgewachsen bist, gleichzeitig auch deine Heimat?

Für viele Menschen ist Heimat der Ort, an dem sie im Kreis der Familie aufgewachsen sind, Erfahrungen machen durften, geborgen waren und so akzeptiert wurden, wie sie sind. Ein Ort, an dem alle zusammenkommen, gemütliche Stunden verbringen und wo heimische Gefühle aufkommen. Es scheint nicht grundlos zu sein, dass viele junge Menschen nach der Ausbildung oder dem Studium wieder in die Region zurückkehren, in der sie aufgewachsen sind.

Wenn du dich bei deinen Eltern nicht sicher gefühlt hast, dann kann der Ort deine Heimat sein, an dem du zufrieden mit deinem Partner, einer Freundin oder einem Haustier lebst. Wenn der Partner oder die Lebenssituation wechselt, kann allerdings vorerst ein Stück *Heimat* wegfallen. Letztlich ist jeder Zustand, jede Beziehung, jedes Gefühl vergänglich. Wenn wir aber dieses Heimatgefühl in uns selbst gefunden haben, dann kann es zu einem festen Wegbegleiter werden, der ortsungebunden ist und uns im Leben trägt. Gelingt uns das, so werden wir auch lernen, unabhängig von äußeren Einflüssen unsere *Heimat* zu finden. Selbst dann, wenn wir unsere Eltern oder andere Familienmitglieder nicht kennenlernen konnten.

Wenn es uns gelingt, eine Veränderung nicht als Bedrohung unseres inneren Gleichgewichtes anzusehen, sondern als Chance für eine Weiterentwicklung, dann fühlen wir uns widerstandsfähig und sicher. Wenn wir in der Kindheit nicht die Erfahrung machen konnten, dass wir Veränderungen selbstsicher und auf die Unterstützung der Eltern vertrauend meistern können, dann werden wir als Erwachsene in unbekannten Situationen gehemmt, ängstlich oder übermäßig stark reagieren. In solchen Lebensphasen ist es umso wichtiger, die eigene Selbstfürsorge nicht aus den Augen zu verlieren. Das bedeutet, vor allem in Zeiten von Veränderung auf das eigene Wohlbefinden zu achten, um der Herausforderung mit psychischer Ausgeglichenheit zu begegnen. Einen Ruhepol zu finden, der nach einem anstrengenden Tagwerk die Seele zur Entspannung bringt, ist ein wesentlicher Aspekt unserer Selbstfürsorge. Wenn wir nicht dafür sorgen, dass wir unseren Körper in einen Zustand versetzen, der uns in irgendeiner Weise Freude und Entspannung verschafft, dann werden wir schnell ausgebrannt sein und von der Veränderung nicht profitieren können.

Was bedeutet das Wort Heimat für mich?

Versuche eine Beschreibung zu finden, die für dich zutreffend ist. Dieses Heimatgefühl ist eng verbunden mit dem *Sich-wohlfühlen*, was ein jeder ebenfalls für sich definiert. Vielleicht erinnerst du dich an deine Notizen der elften Woche?

„Du bist dort zu Hause, wo sich dein Herz daheim fühlt.“

______

______

______

______

______

______

Was bedeutet für mich der Begriff „Wohlfühlen" und hat das einen Zusammenhang mit meinem Heimatgefühl?

____

____

____

____

____

____

Was bedeutet es für mich, auf die eigene Selbstfürsorge zu achten? (Benenne drei Beispiele.)

Beispiele: Die Mittagspause auf der Arbeit einzuhalten – mir ausreichend Zeit im Bad zu nehmen, ohne mich gehetzt zu fühlen – auf eine gesunde Ernährung zu achten, die mir vor allem gut bekommt – meine Zeit vor dem Fernseher bewusst zu wählen und gezielt Filme anschauen – zwanzig Minuten täglich für mein aktuelles Buch einplanen …

____

____

____

____

____

Kenne ich Menschen in meinem Umfeld, denen das besonders gut zu gelingen scheint?

____

____

____

In welchen Situationen oder Lebensbereichen könnte ich noch selbstfürsorglicher handeln oder reagieren?

Beispiele: *Gesünder essen – in Streitgesprächen den Raum erst einmal verlassen, anstatt sich gegenseitig verbal hochzuschaukeln – im Tagesverlauf bewusst*

Pause machen und entspannen – mehr auf das Bauchgefühl achten – problematische Situationen frühzeitig erkennen – sich zu Hause so einzurichten, dass man sich noch wohler fühlt – lernen, häufiger Nein zu sagen …

Gibt es menschliche Begegnungen oder Dinge, die ich mache – obwohl sie meinem körperlichen oder geistigen Wohlbefinden entgegenwirken?

Selbsteinschätzung auf einer Skala

Wie wohl hast du dich heute gefühlt? 1 bedeutet, dass du dich unwohl gefühlt hast. Je weiter die Skala nach rechts geht, desto besser ist dein Befinden. Markiere deine momentane Position mit einem Kreuz.

1 ———————————————— 10

unwohl sehr gut

Was kann ich tun, damit mein Befinden auf der Skala 1 bis 2 Punkte nach rechts rutscht?

Versuche drei Faktoren, Gegebenheiten oder Veränderungen zu nennen, die dazu führen würden, dass du dich wohler fühlst. Bearbeite diese Aufgabe bezugnehmend auf den heutigen Tag oder am Abend des nächsten Tages.

Erwünschte Zustände, die ich selbst positiv beeinflussen kann:

Drei Faktoren, die mein Befinden verbessern würden.

Erwünschte Zustände, die außerhalb meiner Einflussmöglichkeiten liegen: Drei Faktoren, die mein Befinden verbessern würden.

»Es war, als hätt' der Himmel die Erde still geküsst, dass sie im Blütenschimmer von ihm nun träumen müsst'. Die Luft ging durch die Felder, die Ähren wogten sacht, es rauschten leis' die Wälder, so sternklar war die Nacht.Und meine Seele spannte weit ihre Flügel aus, flog durch die stillen Lande, als flöge sie nach Haus. (Freiherr von Eichendorff)

14. Woche: Stressmanagement
Datum

Herzlichen Glückwunsch. Jetzt hast du schon drei Monate intensiv daran gearbeitet, ein noch zufriedeneres Leben zu führen. Unsere Lebensqualität hängt maßgeblich davon ab, wie sehr wir uns gestresst fühlen. Den Löwenanteil von unserem empfundenen Stress verursachen unsere eigenen Gedanken. Ihre Kraft ist enorm groß, sowohl die der positiven als auch die der negativen.

Wir strahlen aus, was wir denken, und das beeinflusst unsere tägliche körperliche und psychische Verfassung. In Lebensphasen, in denen wir durch Probleme und Missstände stark belastet sind, fühlen sich unsere schlechten Gedanken und Ängste noch übermächtiger an als in Zeiten, in denen wir uns widerstandsfähig und stark fühlen. Niemand kann sich davon freisprechen, Zeiten erlebt zu haben, in denen nichts gelingen wollte, das Selbstwertgefühl im Keller war und Verlusterfahrungen oder ein Gefühl des Versagens vorherrschten.

Unabhängig von den Ursachen, die zu einer solchen gedrückten Grundstimmung führen, findet der eine relativ schnell zurück zu seiner alten Form und kann seine Lebensgeister wieder wecken. Ein anderer aber beißt sich in den Problemen fest und kann vor lauter Grübeln keinen klaren Gedanken mehr fassen, verliert sich in seinen Sorgen und verharrt regungslos in der anscheinend ausweglosen Situation. Wenn unser Kopf randvoll mit Anforderungen, Ängsten, Zweifeln und Sorgen ist, dann müssen wir erst einmal gedanklichen Raum schaffen, um wieder neue Perspektiven zulassen zu können. Eine gedrückte Stimmung, möglicherweise einhergehend mit einem gesenkten Blick, kann unser Blickfeld zusätzlich einschränken, was wiederum die Wahrnehmung unserer Möglichkeiten reduziert und uns geistig einengt.

C. Kattan, *Aktiv Depressionen vorbeugen*, https://doi.org/10.1007/978-3-662-58480-4_15

Plötzlich wissen wir unsere Stärken nicht mehr zu nutzen und lassen uns von negativen Überzeugungen blockieren.

Wer einmal in einer *Grübel-Falle* gesteckt hat, der weiß, dass in einer solchen Situation die kognitiven Fähigkeiten begrenzt erscheinen. Der Kopf scheint dann nicht mehr zu funktionieren und wir drehen uns im Kreis. Anhaltendes Grübeln und Gedankenkreisen verschlechtern unsere Stimmung. Daraus kann sich eine Depression entwickeln, die unser Gedächtnis ähnlich stark beeinträchtigen kann wie eine Demenzerkrankung. Das Erinnerungsvermögen wird schlechter, die Konzentrationsfähigkeit nimmt stark ab, die Kreativität schwindet, und konstruktive Gedanken scheinen nicht umsetzbar zu sein. Das liegt daran, dass die Festplatte in unserem Gehirn durch die vielfach wiederholten, möglicherweise zwanghaften negativen Gedanken belegt ist. Der *Arbeitsspeicher* ist sozusagen voll, unser Gehirn, die Schaltzentrale, kann aufgrund der Überlastung nur noch mit deutlich reduzierter Geschwindigkeit arbeiten oder stürzt sogar ganz ab. Das kann dazu führen, dass wir uns handlungsunfähig fühlen.

In dieser Woche werden dir Übungen vorgestellt, wie du aus einer solchen Abwärtsspirale schneller wieder den Ausstieg findest, um danach einen anderen Kurs einzuschlagen. Nicht alle Probleme können in absehbarer Zeit gelöst werden, aber wir können *immer* etwas tun, um achtsamer mit ihnen umzugehen.

Tresor-Übung

Niemand kann sich von zeitweilig auftretenden Problemen, Ängsten oder Sorgen gänzlich freisprechen. Sofern wir die Situation nicht unmittelbar zum Positiven wenden können, nutzen diese Gedanken nichts, haben keine förderliche Funktion. Wir müssen also lernen, mit unseren Sorgen umzugehen, sie zeitweilig zu ignorieren und sie irgendwo *einzusperren*.

Hierzu empfiehlt sich die Möglichkeit, einen Tresor zu imaginieren. Das kann ein richtiger Tresor aus Metall sein – so wie er in einer Bank zu finden ist. Ebenfalls denkbar ist eine Kiste mit einem Schlüssel oder ein anderer Behälter mit einer Zahlenkombination. Wichtig ist auch, dass du dir die beiden Orte vorstellst, an denen du den Tresor und den dazugehörigen Schlüssel aufbewahrst. Niemand sollte diesen Tresor finden und öffnen können, und die Sorgen sollten darin so sicher verschlossen sein, dass sie nicht von alleine wieder heraus können. Du entscheidest, wann du ihn öffnest, um dich nur dann mit deinen Problemen auseinanderzusetzen, wenn du es möchtest. Nicht die Sorgen beherrschen dich, sondern du beherrschst deine Sorgen!

Wenn du Lust hast, kannst du auch eine Zeichnung deines Tresors anfertigen.

Versuche dir jetzt deinen Tresor so konkret wie möglich bildlich vorzustellen. Denke danach kurz daran, was dich in deiner jetzigen Lebenssituation belastet, und stecke alle damit zusammenhängenden Gedanken, Ängste und Sorgen komplett in den Tresor. Mache ihn zu, und verstecke ihn dort, wo es dir sicher erscheint.

Es kann sein, dass deine Sorgen anfangs noch versuchen, wieder auszubrechen. Lass dich davon nicht entmutigen. Sieh es so, als wären die Sorgen kleine Kinder, die immer wieder versuchen, ihren Willen zu bekommen, indem sie quengeln und dir lästig sind. Sperre sie immer wieder zurück in den Tresor.

Mache diese Übung so lange, bis es dir über mehrere Stunden oder Tage gut gelingt, deine Sorgen zu kontrollieren.

Beobachtung:

____

____

____

____

____

____

____

Ich stelle mir vor, dass meine Sorgen wie Wolken am Himmel vorbeiziehen. Welche Bilder oder Szenen verbinde ich mit meinen Sorgen?

Manchmal werden wir von unseren Sorgen vereinnahmt. Wir scheinen mit ihnen so stark identifiziert zu sein, dass sie unser ganzes Leben bestimmen.

In dieser Übung kannst du erfahren, dass du VIEL MEHR BIST ALS DEINE SORGEN, weil du sie beobachten kannst. Somit müssen deine Sorgen getrennt sein von dir und deinem Verstand. Du bist es, der die Ängste entstehen lässt, und du kannst sie selbst beobachten, wie sie sich verändern oder entwickeln. Negative Gefühle, die wir *bewusst* wahrnehmen, vergehen umso schneller.

Versuche während der Beobachtung deiner Sorgen gelassen zu bleiben, um die Situationen besser zu ertragen, die du momentan nicht ändern kannst.

Schau dir deine Sorgen so wie einen Film in einem Kino an. Stell dir konkret vor, was im Falle X passieren würde und wie der Film weiterlaufen könnte. Lass die einzelnen Szenen wie Wolken am Himmel vorbeiziehen. Du kannst selbst entscheiden, wie nah du dich an den Film heransetzt, wie groß oder klein die einzelnen Bilder sein sollen. Allein dadurch, dass wir unsere Sorgen konkretisieren, verlieren sie an Macht und Bedrohlichkeit.

Kann ich so meine Sorgen beobachten, oder ist es mir sehr schwer gefallen, bildliche Szenen entstehen zu lassen?

Konnte ich wahrnehmen, dass sich mein Körper mit der Zeit entspannt hat und sich meine Ängste möglicherweise auch schon reduziert haben?

Meine Sorgen in Stichpunkten

Manchmal gelingt es uns vor lauter Grübeln nicht, den Ursprung unserer Ängste zu erkennen oder auch nur das Problem konkret zu benennen. Das liegt an einer *geistigen Starre,* die uns gefangen hält. Es ist aber immer einen Versuch wert, sich hinzusetzen und die Sorgen oder Ängste, so klar es geht, zu formulieren. Das hat den Vorteil, dass man sich selbst die Möglichkeit gibt, einmal anders an das Problem heranzugehen, oder aber beim Aufschreiben erkennt, dass man alleine nicht weiterkommt. Wenn das der Fall ist, solltest du externe Hilfe in Anspruch nehmen. Denn die Formulierung eines Problemzustandes ist schon die halbe Lösung. Wenn du vor lauter Bäumen den Wald nicht siehst, versuche deine Ängste oder Sorgen zu umschreiben. Du wirst merken, dass deine Ängste abnehmen, wenn du dich mit ihnen in kleinen Schritten auseinandersetzt.

Beispiel:

- *Ich habe ein brennendes Gefühl im Magen.*
- *Möglicherweise hängt das auch mit der Angst zusammen, die Probezeit nicht zu bestehen.*
- *Durch diese Sorge bin ich noch verkrampfter auf der Arbeit.*
- *Wenn ich gefeuert werde, dann kann ich meine Miete nicht zahlen.*
- *Wenn ich meine Wohnung verliere, dann stehe ich auf der Straße.*
- *Ich habe Angst, dass meine Familie dann nicht mehr mit mir reden könnte.*
- *Wie kann ich dieses Problem lösen?*
- *Wenn ich mit meiner Familie spreche und die Situation schildere, bekomme ich vielleicht mehr Unterstützung als erwartet und bin dadurch auf der Arbeit deutlich gelassener.*

Ich setze mich täglich 5 Minuten auf einen Sorgenstuhl

Sorgenstuhl: Suche dir einen Stuhl oder einen anderen Sitzplatz in deiner Wohnung, den du jeden Tag für fünf Minuten aufsuchen möchtest, um dich bewusst dort hinzusetzen. Falls du momentan keinerlei Sorgen hast, nutze diese fünf Minuten für eine kurze Achtsamkeitsübung.

Nimm dir auf dem Stuhl die Zeit, dich um deine Sorgen zu kümmern, und nimm sie ernst. Das kannst du besonders gut tun, indem du ihnen fünf Minuten jeden Tag einräumst, in denen du dich aktiv *sorgst*. Indem du dich immer auf denselben Stuhl setzt und versuchst, dich ganz auf deine Sorgen einzulassen, hat dein Verstand auf deutlich mehr Lösungsmöglichkeiten Zugriff, als wenn du versuchst sie den ganzen Tag zu ignorieren oder abzuwehren. Die Tendenz, Sorgen zu verdrängen, ist ganz natürlich, weil die damit zusammenhängenden Gefühle unangenehm oder lästig sind. Ein unkoordiniertes Auftreten unserer Sorgen hindert uns an einer unbeschwerten Lebensführung. Wenn wir sie hingegen ordnen und uns Zeit dafür nehmen, dann verlieren sie an negativem Einfluss und an Bedrohlichkeit.

Im Gegenzug zu dieser bewussten Auseinandersetzung solltest du mit deinen Sorgen vereinbaren, dass sie dich den restlichen Tag über in Ruhe lassen. Wenn sie dich plagen, bevor du dich auf deinen *Sorgenstuhl* setzt, ignoriere sie konsequent! Du entscheidest, wann du dich mit ihnen befassen möchtest, damit du die Kontrolle über deine Gedanken und dein Leben behältst. Um jedoch Probleme lösen zu können, müssen wir auch unseren Sorgen zuhören.

Probiere es an mehreren Tagen hintereinander und notiere deine Beobachtungen:

»Die Kraft der Gedanken ist unsichtbar wie der Same, aus dem ein riesiger Baum erwächst; sie ist aber der Ursprung für die Veränderung im Leben eines Menschen. (Leo Tolstoi)

15. Woche: Dankbarkeit

Datum

Wenn du in dieser Woche angekommen bist, dann hast du schon eine ganze Menge an dir gearbeitet, worauf du wirklich stolz sein kannst!

Vielleicht hast du einige Übungen der ersten Wochen auch fest in deinen Tagesablauf integriert oder wiederholt?

In dieser Woche wollen wir uns mit dem beschäftigen, was wir jeden Tag für uns *selbst erkennen* können, wenn wir bewusst leben. *Selbsterkenntnis* bedeutet, zu einer persönlichen *Einsicht* zu gelangen. Das kann uns in unserer individuellen Weiterentwicklung, unserem beruflichen Erfolg und jeglicher anderen Form von Fortschritt unterstützen und verbessert unsere emotionale Intelligenz. Letztlich führt es dazu, dass wir bessere Menschen werden, sofern wir von unserer Erkenntnis zielgerichtet Gebrauch machen. Wenn wir den Tag nicht mit chemischen Drogen oder Alkohol berauscht verschlafen, haben wir durch unsere Erfahrungen am Ende des Tages automatisch neue Erkenntnisse gewonnen. Je bewusster wir uns mit jedem Tag auseinandersetzen, desto weniger werden wir im Leben verpassen, da wir rechtzeitig erkennen, was uns fehlt. Diese persönliche Einsicht können wir mit einer einzigen, wichtigen Frage erhalten: *Geht es mir gut, oder was sollte ich verändern?*

Du wirst sehen, wenn du dir die Frage ab sofort mindestens dreimal täglich stellst, wird dein Leben eine drastische Wendung nehmen. Möglicherweise klingt diese Formulierung noch zu schwammig und unkonkret, weshalb dich die Übung dieser Woche auf die Beantwortung vorbereiten soll.

C. Kattan, *Aktiv Depressionen vorbeugen*, https://doi.org/10.1007/978-3-662-58480-4_16

Indem du deinen gesamten Tag betrachtest, mit alldem, wofür du dankbar bist, und all den ungünstigen Aspekten, die du verändern möchtest, wirst du ein gutes Gespür für dich erlangen. Unabhängig davon, wie gut oder wie schlecht wir den jeweiligen Tag empfunden haben, können wir ihn mit einer Danksagung abschließen. Dankbarkeit gibt uns situativ wieder Hoffnung und macht uns stark für die Herausforderungen, die das Leben in problematischen Lebenssituationen für uns bereithält. Wir selbst können durch unsere Wertschätzung und Dankbarkeit unser Befinden entscheidend verbessern, und das funktioniert ähnlich wie mit dem *Schalter für positives Denken*. Das führt zu einer positiven Lebenseinstellung, die wiederum unsere Gesundheit entscheidend beeinflusst. Positive Gefühle bewirken eine Reduktion der Stresshormone, was das körpereigene Alarmsystem beruhigt und den Blutdruck senkt. Zustände von *innerer Unruhe* und *Getriebenheit* kommen dann deutlich seltener vor. Stattdessen werden vermehrt Dopamin und Endorphine ausgeschüttet, die unser Immunsystem stärken. Diese Glückshormone machen uns widerstandsfähiger gegen jegliche Angriffe aus unserer Umwelt.

Dankbarkeit kann auch einen Abschied oder den Verlust eines wertvollen Menschen weniger schmerzhaft erscheinen lassen, indem wir uns auf die positiven Aspekte der gemeinsam verbrachten Zeit konzentrieren. Insgesamt sollten wir uns selbst darauf trainieren, das Gute um uns herum wahrzunehmen, die leicht zu empfindende, jedem zugängliche Tugend der Dankbarkeit spüren und in die Welt hinaustragen. Denn Schenken und Beschenktwerden macht unser Leben unendlich reich.

Versuche 5 Tage lang, die unten aufgeführten Fragen für dich abends zu beantworten. Mit jeder weiteren Erfahrung wirst du täglich zu einer anderen Erkenntnis kommen. Du wirst auch spüren, wie die Fähigkeit zur Dankbarkeit dein Leben bereichert, denn sie erfüllt dein Herz mit einem Reichtum, der keine Obergrenze kennt und dir von keinem Menschen mehr genommen werden kann.

So wie viele vor dem Essen zu beten pflegen, so können wir am Ende des Tages auch ritualisiert für andere Dinge unseren Dank zum Ausdruck bringen. In Vergessenheit geratene Bräuche innerhalb der Familie, Dankbarkeitsrituale aus der Kindheit, der gemeinsame Sonntagsspaziergang, der Kirchbesuch oder einfach eine Einladung zum Abendessen für den Menschen, dem wir danken wollen …

Es gibt unendlich viele Möglichkeiten, Wertschätzung und Dankbarkeit zu zeigen.

Plane bitte in den nächsten Tagen abends etwas Zeit für diese Übung ein.

Beispiel:

Wie habe ich mich heute gefühlt?

Heute ging es mir nicht so gut, da ich mich auf der Arbeit permanent gestresst gefühlt habe und mich dann zu Hause jede Kleinigkeit an meiner Partnerin genervt hat. Meine innere Unruhe hat es nicht zugelassen, dass ich mich vor dem Fernseher entspannen konnte.

Was hat gut funktioniert?

Ich konnte das aktuelle Projekt auf der Arbeit abschließen. Der restliche Tag war produktiv, da ich den wöchentlichen Einkauf für die Familie erledigen konnte und auch noch etwas Zeit hatte, mich kurz mit einem Freund auf einen Kaffee zu treffen.

Was war nicht so gut, und wie kann ich es morgen für mich besser oder anders machen?

Morgen werde ich versuchen, mich weniger gehetzt zu fühlen, indem ich mich vor der Arbeit besser strukturiere.

Was habe ich heute gelernt?

Ich mache mich noch zu sehr abhängig von meinen Arbeitskollegen, lasse es zu, dass sie mir Druck machen. Diese Erkenntnis hilft mir zu verstehen, dass ich mir auch auf meinem Arbeitsplatz Freiräume schaffen muss, um wieder durchatmen zu können und um mir meine Motivation zu erhalten.

Wofür bin ich dankbar?

Ich bin dankbar, dass ich eine so geduldige, verständige Partnerin habe, die mich nicht gleich sitzen lässt, wenn ich überarbeitet bin und missmutig nach Hause komme. Als Dank werde ich sie am Mittwoch zum Essen einladen.

Tag 1:

Wie habe ich mich heute gefühlt?

____

____

Was hat gut funktioniert?

____

____

____

____

Was war nicht so gut, und wie kann ich es morgen für mich besser oder anders machen?

____

____

____

____

Was habe ich heute gelernt?

____

____

____

____

Wofür bin ich dankbar?

____

____

____

Tag 2:

Wie habe ich mich heute gefühlt?

____

____

Was hat gut funktioniert?

____

____

____

____

Was war nicht so gut, und wie kann ich es morgen für mich besser oder anders machen?

____

____

____

____

Was habe ich heute gelernt?

____

____

____

____

Wofür bin ich dankbar?

____

____

____

Tag 3:

Wie habe ich mich heute gefühlt?

Was hat gut funktioniert?

Was war nicht so gut, und wie kann ich es morgen für mich besser oder anders machen?

Was habe ich heute gelernt?

Wofür bin ich dankbar?

Tag 4:

Wie habe ich mich heute gefühlt?

Was hat gut funktioniert?

Was war nicht so gut, und wie kann ich es morgen für mich besser oder anders machen?

Was habe ich heute gelernt?

Wofür bin ich dankbar?

Tag 5:

Wie habe ich mich heute gefühlt?

____

____

Was hat gut funktioniert?

____

____

____

____

Was war nicht so gut, und wie kann ich es morgen für mich besser oder anders machen?

____

____

____

____

Was habe ich heute gelernt?

____

____

____

____

Wofür bin ich dankbar?

»Der Denkende muß zum Dankenden werden. Im Erkennen der Welt, des Himmels, der Erde, der Denkende wird zum Staunen geführt. Und eh´es sich versieht, wird das Herz vom Hirne zum Danken angerührt. (Carl Peter Fröhling)

16. Woche: Selbstmanagement

Datum

Selbstmanagement befähigt Menschen die berufliche und persönliche Entwicklung – trotz aller Erwartungshaltung von außen – selbst in die Hand zu nehmen.

Es bedient sich der Techniken aus dem Management, der Psychologie und der persönlichen Führung, um die eigene Motivation zu erhöhen, eigene Ziele herauszuarbeiten und sie damit besser umsetzbar zu machen.

Im Folgenden wird dir eine weitere Methode vorgestellt, wie du dich und dein Selbstmanagement einer genaueren Betrachtung unterziehen kannst. Es werden dir Satzanfänge aus einzelnen, teils zuvor vorgestellten Themenbereichen wie beispielsweise Selbstfürsorge, Selbstannahme und Selbstwirksamkeit vorgegeben. Deine Aufgabe ist es, zu jedem Satz mindestens drei Ergänzungen zu finden, die auf dich zutreffen. Versuche so spontan wie möglich aus deinem Bauchgefühl heraus zu antworten und es dann zügig aufzuschreiben. Mache dir über Richtigkeit, Wahrscheinlichkeit oder Sinnhaftigkeit deiner Formulierungen keine Gedanken. Achte jedoch darauf, dass deine Satzfortführungen entwicklungsorientiert sind. Das bedeutet zu prüfen, ob sie einen positiven Zustand oder ein wünschenswertes Ziel in der Zukunft beschreiben. Versuche deine Sätze so konkret wie möglich auszuformulieren, sodass du positive Zukunftsbilder vor deinem geistigen Auge sehen kannst. Wenn du *aus dem Bauch heraus* geantwortet hast, wird dies aufgrund deiner Intuition überwiegend der Fall sein.

C. Kattan, *Aktiv Depressionen vorbeugen*, https://doi.org/10.1007/978-3-662-58480-4_17

Was ist der Sinn dieser Aufgabe?

Die folgenden Übungen dienen einem besseren *Selbstverständnis* und können dir Einblick in deine individuelle Entwicklung liefern. Durch die Vervollständigung der Sätze bekommst du ein anderes Bewusstsein für die Zusammenhänge in deinem Leben und kannst beobachten, wie deine Psyche und somit dein *Denken* funktioniert. Es wird Sätze geben, deren Beendung dir weniger leichtfällt. Das kann ein Zeichen dafür sein, dass in diesem Lebensbereich mangelnde Klarheit deine persönliche Einstellung noch verschleiert. Oder du bist noch nicht so standpunktsicher, da du bei dem betreffenden Thema noch mit dir oder deiner Situation haderst. Lege auf diese Sätze einen besonderen Schwerpunkt und versuche sie in den folgenden Tagen wiederholt zu vervollständigen. Bei einigen Sätzen wird dir möglicherweise auffallen, dass du schon jetzt anders denkst als vor dem Erwerb dieses Buches.

Wenn du nach der Beendigung aller Sätze noch Lust hast, dann kannst du dir bewusst machen, warum es dir bei einigen Lebensbereichen schwergefallen ist, eine passende Satzfortführung zu finden.

Aufgrund der Vielseitigkeit der Themen empfiehlt es sich, diese Übung auf mehrere Tage aufzuteilen, sodass du täglich nur drei Fragen bearbeitest. Plane nach Möglichkeit immer eine feste Zeit in deinem Tagesplan dafür ein.

Durch unsere eigene Einstellung und unser Selbstmanagement können wir unsere Entwicklung und sämtliche Geschehnisse nachhaltig positiv beeinflussen.

Beispiele

Manchmal, wenn ich verletzt bin, …

- dann werde ich anderen gegenüber umso verletzender, was mir letztlich selber schadet.
- ziehe ich mich sehr zurück, und niemand kann mich erreichen.
- ärgere ich mich, dass ich so empfindlich bin und so lange über die Situation nachdenke.
- geht es um unwichtige Dinge.

Manchmal, wenn ich wütend bin , …

- verliere ich den Überblick über die wesentlichen Dinge und handele unbewusst, was mir danach leid tut.
- möchte ich gerne meine Wut besser zeigen können, anstatt sie in mich hineinzufressen.
- fehlt mir noch der Mut, mit anderen über meine Wut zu sprechen, um sie schneller abklingen zu lassen.
- bin ich so verletzt, dass ich für rationale Argumente nicht mehr zugänglich bin.

Wenn ich weniger Zeit im Internet verbringe, …

- dann habe ich mehr Zeit für meine Freunde.
- dann werde ich stattdessen mal ein Buch lesen.
- wird meine Produktivität steigen.
- wird sich meine Partnerin weniger beschweren.

Wenn ich meine Gefühle mehr annehme, …

- dann verstecke ich weniger das, was ich fühle, und verstelle mich nicht.
- dann kann ich sie besser zeigen, und meine Mitmenschen können besser auf mich eingehen.
- dann werde ich nicht immer gegen mich selber kämpfen und mich freier fühlen.
- wird mir eine Veränderung der Situation leichter fallen.

Wenn ich besser NEIN sagen könnte, …

- dann fühle ich mich nicht so gehetzt wegen all meiner Zusagen.
- dann habe ich mehr Zeit für mich, die ich dringend brauche.
- wird sich mein Leben noch selbstbestimmter anfühlen.
- werden mich meine Kinder ernster nehmen.

Wenn ich 10 % eigenverantwortlicher lebe, …

— ____________________

— ____________________

— ____________________

— ____________________

Wenn ich 10 % besser Kritik annehmen könnte, …

— ____________________

— ____________________

— ____________________

— ____________________

Wenn ich 10 % bewusster lebe, …

— ______________________________

— ______________________________

— ______________________________

— ______________________________

Ein sinnvoller Weg, mit meinen Ängsten umzugehen, könnte sein, …

— ______________________________

— ______________________________

— ______________________________

— ______________________________

Ein guter Weg, mit meinen Misserfolgen umzugehen, könnte sein, …

— ______________________________

— ______________________________

— ______________________________

— ______________________________

Wenn ich mehr Verantwortung für meine Partnerschaft übernehme, …

— ______________________________

— ______________________________

— ______________________________

— ______________________________

Wenn ich mehr Verantwortung für die positive Entwicklung meiner Freundschaften übernehme, …

— ______________________________

— ______________________________

— ______________________________

— ______________________________

Wenn ich meine Gefühle mehr annehme, …

— ______________________________

— ______________________________

— ______________________________

— ______________________________

Wenn ich meinen Körper mehr akzeptiere, …

— ______________________________

— ______________________________

— ______________________________

— ______________________________

Wenn ich im Umgang mit anderen heute ein besseres Selbstwertgefühl zeige, …

- ___
- ___
- ___
- ___

Es gibt Momente, in denen mache ich mich selbst hilflos, indem ich …

- ___
- ___
- ___
- ___

Wenn ich mehr Verantwortung für die Erreichung meiner Ziele übernehme, …

- ___
- ___
- ___
- ___

Wenn ich noch besser Prioritäten setzen könnte, …

- ___
- ___

— ____

— ____

Wenn ich mich weniger gestresst fühlen würde, ….

— ____

— ____

— ____

— ____

Wenn ich ein besseres (noch besseres) Verhältnis zu meinen Eltern hätte …

— ____

— ____

— ____

— ____

17. Woche: Selbstannahme

Datum

Die Beziehung, die wir zu uns selbst haben, entscheidet über unser Befinden.

Wenn wir uns selbst nicht ein bisschen gut finden, dann wird es uns ebenso schwerfallen, einen anderen Menschen gut zu finden. Denn dafür müssen wir zuerst uns selbst annehmen, mit all unseren guten und schlechten Seiten. Je vollständiger wir uns selbst nicht nur akzeptieren, sondern auch mögen, umso besser wird unser Selbstwertgefühl, was bedeutet, dass wir den eigenen Wert fühlen. Wenn wir mit uns selbst auf Kriegsfuß stehen, werden wir uns unbewusst selbst Steine in den Weg legen und mit Veränderungen weniger gut zurechtkommen. Wer sich selbst ablehnt, wird im Leben schwerlich vorankommen und große Probleme haben, an sich und seinen individuellen Wünschen zu arbeiten. Auch in schweren Krisen ist es letztlich unsere Selbstannahme, die uns einen Ausweg finden lässt, uns zum Psychotherapeuten führt und uns kämpfen lässt. Häufig versuchen wir gegen die Dinge anzukämpfen, die wir an uns ablehnen. Mit der Selbstannahme hört dieser Kampf auf, und die Widerstände mit denen wir ein Leben voller Kompromisse geführt haben, weichen auf. *Wir stehen zu uns.* Indem wir unsere Gefühle und unsere Gedanken so annehmen, wie sie in dem Moment sind, und lernen damit umzugehen, hören wir auf, uns selbst etwas vorzumachen. Wenn wir uns auch auf ablehnende, negative Gefühle uns gegenüber einlassen, dann können wir viel besser lernen damit umzugehen, als wenn wir sie ständig verdrängen und abwehren. Das ist wie mit dem rosa Elefanten. Der Versuch eine Minute nicht an einen rosa Elefanten zu denken, wird genau diesen besonders präsent vor deinem geistigen Auge erscheinen lassen. Ebenso verhält es sich

C. Kattan, *Aktiv Depressionen vorbeugen*, https://doi.org/10.1007/978-3-662-58480-4_18

mit den negativen Gedanken, die wir zum Beispiel mit unserem gesellschaftlichen Auftreten verbinden. Wenn du ständig versuchst zu verdrängen, dass du durch deinen schiefen Rücken und deine leichten Augenschatten verschüchtert und hilflos wirken könntest, dann wird genau dieser Gedanke vordergründig sein und deine Körperhaltung und Stimmung entsprechend negativ beeinflussen. Wenn du aber deinen Rücken anzunehmen lernst und versuchst, an deiner Ausstrahlung zu arbeiten, dann haben diese dein *Selbst* ablehnenden Gedanken wenig Raum und Macht. Du musst somit eine mögliche Opferrolle ablegen und lernen, die Realität zu akzeptieren, damit du sie daraufhin positiv beeinflussen kannst.

Nathaniel Branden schrieb in einem seiner Bücher: „‚Akzeptieren‘ heißt mehr als nur ‚anzuerkennen‘ oder ‚zugeben‘. Es heißt erfahren, in der Gegenwart stehen, sich mit der Realität befassen und ins Bewusstsein aufnehmen."

Es geht letztlich darum, auch deine unerwünschten Gefühle, dein Denken und dein Sein so zu akzeptieren, wie sie sind, und dich nicht mehr dafür zu schämen. Ebenso sollten wir unsere *Fehler* sehen, akzeptieren und aus ihnen lernen. Kein Mensch ist fehlerfrei. Wir alle haben unsere Schwächen, Eigenarten und Defizite.

Nur wenn wir lernen, Mitgefühl für unsere Fehltritte der Vergangenheit und unsere persönlichen Beschränkungen zu empfinden, können wir uns selbst lieben. Empathie und Wohlwollen für uns selbst macht uns weicher, zugänglicher und offener für unsere Mitmenschen. Eigenartiges Verhalten, für das wir kein Verständnis haben, können wir nicht abändern. Das, was da ist, muss erst angenommen werden als das, was es ist. Danach kann es verändert werden. Angestrebte Veränderungen fallen uns leichter, wenn wir versuchen, unsere bisherigen Sichtweisen infrage zu stellen und neue Denkweisen annehmen.

Ein Kind, das von seinen Eltern emotional abgelehnt wurde, wird sich erst einmal selbst ablehnen und kann sich nicht in dem Maße lieben, wie es ein kleines Lebewesen tut, das die Wärme und Fürsorge seiner Eltern seit der Geburt in jedem Blick und jeder Berührung erfahren konnte. Es wird einen schweren Weg vor sich haben, da es erst noch seine Selbstliebe entwickeln muss, bevor es den Wert des eigenen Lebens spürt. Dann erst kann es ein erfülltes Leben führen. Denn es ist ein Teufelskreis, in dem wir uns nur in dem Maße von anderen geliebt fühlen, wie wir uns selbst lieben. Ein weiterer Vorteil eines ausgewogenen Selbstwertgefühls ist die dadurch bedingte Steigerung der Selbstachtung, die dazu beiträgt, dass wir schneller schädigende Einflüsse erkennen und Lebenssituationen verändern oder verlassen, die unserer Seele und unserem Körper nicht guttun. Wir schätzen nicht nur uns selbst, sondern achten auch auf unseren Schutz und unser Wohl. Das bedeutet, dass wir uns bewusst von den Lebensumständen trennen, die unsere psychische und körperliche Gesundheit im Kern bedrohen. Durch den damit erzielten Erhalt unserer Gesundheit bewahren wir uns unsere Kraft und können in unserer *Selbst-Wirksamkeit* wachsen. Selbstwirksamkeit bedeutet, die bewusste Erfahrung zu machen, dass wir Dinge in dieser Welt *bewirken* können. Und dadurch wiederum fühlen wir uns wertvoll und wichtig, was unser Leben noch lebenswerter macht. Wie wir unsere Selbstwirksamkeit trainieren und erhöhen, kannst du in der zwölften Woche nochmals nachschlagen.

In der sechsten und siebten Woche wurde ein weiterer wichtiger Teil unserer Selbstannahme durch die Akzeptanz unserer Schwächen thematisiert. Die Art und Weise, wie wir mit unseren Missgeschicken und mit fehlerhaftem Verhalten umgehen, entscheidet ebenfalls darüber, wie gut wir uns selbst annehmen können. Je besser es uns gelingt, desto authentischer werden wir sein, und die Neigung, sich in manchen Situationen verstellen zu wollen, nimmt deutlich ab. Wir werden *echt, spürbar und nahbar* für unser Gegenüber. Das ist eine immense Erleichterung für unser Leben, da wir so sein können, wie wir sind, und unser Verhalten nicht danach ausrichten, was die anderen von uns erwarten könnten. Wir sind frei in unseren Entscheidungen, und wir fühlen uns gut, so wie wir sind.

Was uns als Mensch ausmacht, ist ein Zusammenspiel aus unserem Denken, unseren Gefühlen, unserem Aussehen und dem persönlichen Auftreten. Ein weiterer wichtiger Aspekt unserer Selbstannahme ist die Annahme unseres Körpers und die Beziehung zu ihm. Zur Verdeutlichung des Zusammenhanges bearbeite bitte die nächste Übung.

Ich betrachte mich morgens oder abends entkleidet vor einem großen Spiegel.

Unser Selbstbild setzt sich aus dem zusammen, was wir über uns, unser Handeln, unser Fühlen und unseren Körper denken. Die Annahme unseres Körpers ist ein wesentlicher Aspekt unserer Selbstannahme. Unser Körperbild spielt dafür eine entscheidende Rolle. Darunter versteht man das eigene Konzept oder Bild über die Größe, Form und Gestalt des eigenen Körpers und die damit verbundenen Gefühle. Die wenigsten Menschen sind mit ihrer äußerlichen Erscheinung gänzlich zufrieden. Manch einer fühlt sich zu dick oder zu dünn, zu faltig, zu unförmig, zu fade, zu picklig oder generell unattraktiv. Einige Körperteile wirst du mehr mögen als andere. Möglicherweise werden mit der Betrachtung auch unangenehme Gedanken oder Emotionen verbunden sein, die du schwer ertragen kannst.

Wenn du es schaffst, dich auf alles einzulassen, was du siehst, dann ist das der Beginn deiner Selbstannahme. Durch das bewusste Wahrnehmen der Realität kannst du besser an dem arbeiten, was verbesserbar ist. Ein dicker Bauch, der verleugnet wird, bleibt beispielsweise dick. Unveränderbare Gegebenheiten oder Körperzustände machen uns hingegen stark, wenn wir sie als *besonderen Teil* unseres Selbst akzeptieren.

Wenn wir uns selbst lieben, dann hat das nur Vorteile. Wir achten dann auch unser Spiegelbild und beschützen uns.

Welche Gefühle sind bei dem aufmerksamen Betrachten meines Körpers entstanden?

____

____

____

____

Welche drei Sachen gefallen mir an meinem Aussehen gut?

____

____

Gibt es Körperteile, deren Betrachtung mir schwerfiel oder sogar unangenehm war?

____

____

____

____

Versuche dich nochmals vor den Spiegel zu stellen und dir innerlich zu sagen:

Ich akzeptiere meinen Körper voll und ganz mit all seinen Mängeln.

Wiederhole es so oft, bis es sich für dich stimmig anfühlt. Das heißt nicht, dass du dir nicht eine Verbesserung oder Veränderung vorstellen könntest, sondern dass du lernst, mit dem zufrieden zu sein, was du nicht ändern kannst.

Versuche auf die überwiegende Schönheit deines Körpers zu achten und notiere deine Gedanken in Stichpunkten.

____

____

____

____

Welche wiederkehrenden Gedanken sind für mich typisch?

Auch die Bewusstmachung und Annahme von bestimmten Gedanken oder Verhaltensweisen verbessert unser Selbstgewahrsein und unsere Selbstannahme. Das lässt uns stark, selbstsicher und standpunktsicher werden.

Beispiele: Oftmals habe ich negative oder pessimistische Gedanken und beschäftige mich mit diesen. Aber so bin ich halt, ich bin ein nachdenklicher Mensch. Andere mögen mich für ängstlich und kompliziert halten, aber andererseits hat es mir bisher viel geholfen im Leben.

____

____

____

____

____

Welche Verhaltensweisen sind charakteristisch für mich?

Beispiel: Wenn ich das Haus verlasse, muss ich immer mehrmals den Herd kontrollieren. Das ist zwar ein kleiner Tick oder ein Zwang von mir, aber andererseits habe ich es bisher nicht geschafft mich davon zu distanzieren und letztendlich kostet es mich nur wenig mehr Zeit.

Ja, ich ziehe gerne ganz bunte Hemden an und Socken in meinen Sandalen. Das gefällt mir, auch wenn andere darüber lachen.

Bei mir wird erst das aus dem Kühlschrank verbraucht, was droht zu verfallen. Auch wenn ich nicht immer Lust darauf habe, so vertrete ich doch die Einstellung, dass Lebensmittel zu wertvoll sind, um weggeworfen zu werden. Über diese Haltung beschweren sich häufig andere Familienmitglieder, aber ich halte an meiner Einstellung fest.

Gibt es Fehler, die ich in der Vergangenheit gemacht habe, die ich mir nicht verzeihen konnte? Welches Fehlverhalten von mir habe ich bis heute nicht akzeptiert?

Die Art und Weise, wie wir mit fehlerhaftem Verhalten umgehen, oder wie wir Versäumnisse und Missgeschicke bewerten, entscheidet ebenfalls darüber, wie gut wir uns selbst annehmen können. In unangenehmen Situationen überwiegt häufig ein Schamgefühl, das uns in einen inneren Rückzug treibt. Je offener wir mit diesen Situationen umgehen, desto geringer ist das Schamgefühl und umso authentischer werden wir sein. Wir haben dann nicht den Drang, uns vor unserer Umgebung zu verstellen, was eine große Erleichterung für unser Leben ist, da wir so sein können, wie wir sind.

» Erst wenn du dich selber liebst und glücklich mit dir selber bist, bist du fähig, einen anderen zu lieben. Ein anderer ermöglicht nicht deine Existenz, sondern bereichert dein Leben!

18. Woche: Zukunftsplanung

Datum

Irgendwann im Leben begegnet jedem von uns die Frage nach dem Sinn des Lebens. Sie steht in einem Zusammenhang mit den Entscheidungen, die wir treffen. Manche Entscheidungen fallen uns schwer, oder wir versuchen eine Konkretisierung zu vermeiden und beginnen, Sachen aufzuschieben. Letztlich möchten wir uns so entscheiden, dass unsere Wahl positive Auswirkungen auf unsere Zukunft hat. Da wir aber nie wissen, wie die anderen Wege ausgesehen hätten, können wir unsere Entscheidungen immer nur nach bestem Wissen und Gewissen treffen. Es kann sinnvoll sein, so zu entscheiden, dass daraufhin die Wahl unserer Entscheidungsmöglichkeiten steigt, damit wir uns noch vielseitiger und freier entfalten können. Unser Lebensweg ist vergleichbar mit einem Baum mit zigfachen Verästelungen. Es gibt Menschen, die sich sehr schwer entscheiden können, was oft daran liegt, dass sie ihre längerfristigen Ziele nicht kennen oder sich noch im Unklaren sind. Wir müssen zur Ruhe kommen und uns Zeit nehmen, damit unsere verborgenen Wünsche, Hoffnungen und Träume an die Oberfläche kommen und für uns greifbar werden. Und dann müssen wir tatsächlich nach ihnen greifen und sie Wirklichkeit werden lassen. Wenn du dazu neigst, passiv zu sein, lieber abwartest als handelst und häufig Angst hast, *Fehler* zu machen, dann stell dir vor, du müsstest aufgrund einer Krankheit in drei Jahren sterben. So schrecklich sich der Gedanke auch anfühlen mag – versuche dir zu überlegen, was für dich während dieser Zeit eine sinnvolle Lebensführung wäre. Wofür lohnt es sich, morgens aufzustehen? Welcher Betätigung möchtest du so gerne nachgehen, dass du sie auch unbezahlt machen würdest? Mit welchen Menschen möchtest du deine Freizeit aktiv gestalten? Wenn du dir diese Fragen beantworten kannst, umschreibst du damit den Sinn deines Lebens.

C. Kattan, *Aktiv Depressionen vorbeugen*, https://doi.org/10.1007/978-3-662-58480-4_19

Die folgende Übung dient der Visualisierung deiner Zukunft, was dir wiederum bei der Umsetzung deiner heutigen Ziele hilft. Unsere Herzenswünsche zu spüren und ein konkretes Ziel vor unserem inneren Auge entstehen zu lassen, das ist der Motor unserer Existenz und somit Teil unseres Lebensinhalts.

Manch einer sieht den Sinn des Lebens zum Beispiel darin, Kinder zu erziehen, beruflich erfolgreich zu sein, einen Beitrag in der Wissenschaft zu leisten, kranke Menschen zu pflegen, möglichst viel Spaß am Leben zu haben, berühmt zu werden, die Welt zu bereisen oder reich und schön zu sein. Vielleicht ist es aber auch ratsam, der Sehnsucht nach einem sinnerfüllten Leben nachzugehen, indem wir daran arbeiten, uns im Alltag glücklich und erfüllt zu fühlen. Denn aufgrund etlicher sozialer, lebensgeschichtlicher oder genetischer Ursachen kann es sein, dass wir nie berühmt, vollschlank, reich, kinderreich oder allwissend werden.

Ein Blick in die Zukunft, so wie wir sie uns wünschen, lässt uns erstarken und ermutigt uns, auch große Ziele in Angriff zu nehmen. Zielgerichtet leben bedeutet, dass wir das tun, was wir wirklich wollen. Und dafür müssen wir auch konkrete Zukunftspläne machen.

Was ist meine Aufgabe im Leben?

Versuche auf diese Frage so spontan wie möglich zu antworten. Möglicherweise hast du dir darüber schon oft Gedanken gemacht, und die Beantwortung fällt dir leicht. Vielleicht gelingt es dir auch, eine Formel zu entwickeln, die deinen Lebenssinn umschreibt, denn den Sinn des Lebens muss jeder für sich selbst definieren.

Beispiel: *Mein Sinn des Lebens ist es, meinen Kindern zu einem glücklichen, unabhängigen und bodenständigen Leben zu verhelfen.*

Oder: *Mein Sinn ist es, mich jeden Tag an etwas zu erfreuen und Spaß an meiner Arbeit zu haben.*

Manchmal zweifeln wir aber auch an dem Sinn des Lebens oder haben ihn für uns selbst noch nicht benennen können, was dazu führen kann, dass wir uns wertlos und ungebraucht fühlen. Wir haben sozusagen die Orientierung verloren.

Wenn du diese Gefühle kennst, dann kann es für dich eine Hilfe sein, erst einmal anderen Menschen zu helfen, um wieder zu dir und zu deinem eigenen Lebenssinn zurückzufinden.

(s. folgende Aufgabe)

Meine Lebensformel:

____

____

____

____

Ich nehme mir einen Tag in der Woche vor, an dem ich drei gute Taten vollbringe.

Manchmal spüren wir den Drang, die Nettigkeit und Fürsorge eines anderen Menschen auf kreative Weise zu erwidern. Wir wollen ihm auf besondere Weise danken. Oder wir zeigen uns hilfsbereit, indem wir einen wertvollen Beitrag zum sozialen Zusammenleben leisten.

Es kann auch Phasen im Leben geben, wo wir völlig niedergeschlagen sind oder uns auf einer Abwärtsspirale befinden und nur wenige Lebensinhalte benennen können. In solchen Momenten ist die Eigenmotivation häufig gering, sodass es hilfreich sein kann, sich erst einmal um andere Menschen zu kümmern, um sich gebraucht zu fühlen und zu erkennen, wie wertvoll das eigene Leben ist.

Notiere im Folgenden deine Ideen oder welche guten Taten du in den letzten Monaten vollbracht hast.

Versuche vor allem in dieser Woche drei Kleinigkeiten zu machen, mit denen du anderen eine Freude machst.

Beispiele:

Mit dem Hund der erkrankten Nachbarin um den Block spazieren gehen. Den Kleiderschrank ausmisten und eine Kleiderspende machen. Ein Familienmitglied bei der Kinderbetreuung unterstützen. Einem Flüchtling Deutschunterricht geben. Jemanden kontaktieren, der schon lange auf eine Nachricht von dir wartet. Bei der Obdachlosenhilfe Essen verteilen. Oder einfach öfter mal anderen Menschen in deinem Umfeld ein Lächeln schenken, das kann sehr viel in dir und deinem Gegenüber bewirken.

Wie soll mein Leben in 10 Jahren aussehen?

Versuche eine möglichst konkrete Vision entstehen zu lassen, die deinen Lebenssinn und deine Lebensumstände in zehn Jahren beschreibt.

Wo und mit wem werde ich in zehn Jahren zusammen wohnen? Was möchte ich beruflich erreicht haben? Gibt es Menschen, mit denen ich ganz engen Kontakt haben möchte? Gibt es Dinge, die ich unbedingt besitzen möchte?

Versuche bitte, möglichst lebhafte Bilder in deinem Kopf entstehen zu lassen.

Positive Zukunftsvorstellungen erweitern unterbewusst unsere Möglichkeiten, sie auch umzusetzen – die berühmte „self-fulfilling prophecy“, die sich selbst erfüllende Prophezeiung.

» Wer den Hafen nicht kennt, in den er segeln will, für den ist kein Wind der richtige. (Seneca)

19. Woche: Lebenslinie

Datum

Unser Leben besteht aus Höhen und Tiefen. Es scheint wenig mit der Realität zu tun haben, dass es Menschen gibt, die auf ihrem Lebensweg nur Glück oder nur Pech erfahren, auch wenn es manchmal den Eindruck erwecken könnte. So wie es Menschen mit einer ausgeprägten Opfermentalität gibt, die viel jammern und klagen, so gibt es auch das andere Extrem. Menschen, die ihre Schattenseiten und traurigen Gefühle verdrängen und nie schlecht gelaunt wirken.

Auf unserem Lebensweg gibt es etliche Hindernisse, die wir bewältigen müssen, um vorwärtszukommen. Manche erscheinen uns unendlich schwierig, andere wiederum meistern wir spielend. Manchmal sind es unsere Mitmenschen, die uns Steine in den Weg legen. Durch Menschen verursachte Übergriffe, unvorhergesehene, grausame Erfahrungen oder auch Umweltkatastrophen werfen uns auf unserem Weg zurück. An manchen Erlebnissen würden wir zerbrechen, wenn wir nicht rechtzeitig alles in Gang setzten, um uns selbst wiederzufinden und zu stabilisieren. Nach einem einschneidenden Erlebnis oder einem Unglück sind wir gezwungen, ein hartes Stück Arbeit zu leisten, um unbeschwert oder zumindest weniger belastet weiterleben zu können. Manche Erfahrungen können so schlimm sein, dass unser Gehirn sie, kurz nachdem wir sie erlebt haben, so weit verdrängt, dass sie augenscheinlich von unserer Festplatte, unserem Erinnerungsvermögen gelöscht zu sein scheinen. So ist es aber nicht, da wir nichts vergessen, was uns widerfahren ist. Erst recht nicht die besonders schmerzhaften Erlebnisse. Es sind später genau diese nicht verarbeiteten, verdrängten Bilder und Gefühle, die im

C. Kattan, *Aktiv Depressionen vorbeugen*, https://doi.org/10.1007/978-3-662-58480-4_20

Unbewussten in uns arbeiten. Sie hindern uns am Weiterkommen und blockieren unsere persönliche Entwicklung.

Ein Trauma zu verarbeiten braucht seine Zeit; erst nachdem es einmal mit einer psychotherapeutischen oder einer anderweitigen Methode durchgearbeitet wurde, kann es in einer Schublade unseres Gedächtnisses abgelegt werden. Um das den Betroffenen verständlicher zu machen, wird in der Psychologie häufig die *Schrankmetapher* verwendet. Man kann sich das so vorstellen, dass alle Erinnerungsfetzen an das erlebte Trauma wie Kleidungsstücke ungeordnet in einen Kleiderschrank gestopft wurden, damit die einzelnen, belastenden Bilder erst einmal aus dem Sinn sind. Wenn wir dann aber ein Kleidungsstück benötigen, fällt uns der gesamte Schrankinhalt ungeordnet entgegen, und es herrscht Chaos in unseren Gedanken. Um das Erlebte wieder in eine richtige zeitliche Abfolge bringen zu können und einen Weg zu finden, mit den dazugehörigen Gefühlen zurechtzukommen, muss jedes einzelne Kleidungsstück einmal kurz angeschaut, gefaltet und an einer bestimmten Stelle im Schrank abgelegt werden. Nur so werden Erinnerungslücken geschlossen und es entsteht aus den Bildfragmenten und Gefühlen wieder eine zusammenhängende Geschichte, die von dem Verstand verarbeitet werden kann.

Glücklicherweise werden nicht alle schlechten Erfahrungen als traumatisch erlebt oder als solche verarbeitet.

Im Folgenden hast du die Gelegenheit, eine Lebenslinie zu erstellen. Sie beginnt mit deiner Geburt und hat natürlich kein Ende. Hiermit kannst du dir Bewusstheit darüber verschaffen, wie viele vor allem schöne Momente dein Leben bis heute für dich bereithielt. Und es gibt dir auch Einblick in die dunklen Seiten und die Hindernisse, die du schon überwunden hast. *Denn aus Steinen, die einem in den Weg gelegt werden, kann man auch etwas Schönes bauen.*

Markiere auf dieser Linie alle schönen Erinnerungen mit einer Blume und notiere daneben (oder auch nur in deinen Gedanken) stichpunktartig, um welche wundervolle Erfahrung es sich handelt. Wenn du möchtest, kannst du auch dein jeweiliges Alter hinzufügen. Versuche es ebenso zu machen mit allen einschneidenden, negativen, traurigen oder lebensverändernden Geschehnissen, nur dass du jetzt Steine auf der Linie einzeichnest. Bei jedem Stein, den du legst, werden Erinnerungen und vielleicht auch Gefühle in dir hochkommen, die du möglicherweise als belastend empfindest. Eine kurze Welle von Traurigkeit, Sehnsucht oder vielleicht auch Schmerz, Wut, Schamgefühl, Schuld oder Angst dürfen auftreten – und wieder abklingen, sowie du auf der Linie weiter fortfährst. Gibt es Steine, die du nur schwer einzeichnen kannst, weil dir ein Erinnern so schmerzhaft vorkommt, dass es dir den Boden unter den Füßen wegziehen könnte? Dann wird dich eine weitere Bearbeitung in einer Therapie und ein vorsichtiges Dorthinschauen in deinem Leben sehr viel weiter bringen und deine Lebensqualität entscheidend verbessern. Denn diese schrecklichen Erfahrungen scheinen gerade dann noch so überwältigend und blockierend zu sein, wenn sie unbearbeitet in deinem Inneren wüten. Die dazugehörigen Gefühle drängen darauf, endlich gehört zu werden. Statistisch gesehen erleben über 50 Prozent aller Menschen einmal in ihrem Leben ein Trauma. Nicht jeder Zweite entwickelt aber infolgedessen auch eine posttraumatische Belastungsstörung oder eine andere Erkrankung. Die Häufigkeit einer solchen übermächtigen Erfahrung soll dir aber verdeutlichen, dass es durchaus sein kann, dass das ein oder andere Erlebnis auch in deinem Leben noch nicht ausreichend verarbeitet werden konnte. Es wird dann zu einem unangenehmen Begleiter, das dich an einer unbeschwerten Lebensführung hindern kann, da es dir zum Beispiel das Gefühl gibt, irgendwo *stehen geblieben zu sein* oder dich verändert zu haben. Manche Menschen ziehen sich stark von ihren früheren sozialen Kontakten zurück, da sie sich *fremd* fühlen. Sie können sich selbst und ihre nach dem Trauma veränderten Gedanken und Gefühle nicht mehr verstehen oder leiden unter neu aufgetretenen Ängsten. Unbewusst ziehen wir nach negativen, schmerzhaften Erfahrungen eine Mauer um uns, die uns zukünftig schützen soll. Letztlich führt das aber nur zu einer weiteren Isolierung, da sich ein traumatisierter Mensch ohnehin von der Welt *abgeschnitten* fühlen kann. Wir können aber auch die Steine in die Hand nehmen und anstatt der Mauer um uns herum eine Brücke vor uns bauen, darüber gehen und das Erlebte hinter uns lassen.

Uns all die schönen Momente auf unserer Lebenslinie bewusst zu machen kann uns weiter inspirieren und neue Türen öffnen. Die schweren Momente können uns zu der Überlegung anregen, was unsere persönliche Entwicklung womöglich noch hemmt.

Meine Lebenslinie (Beispiel)

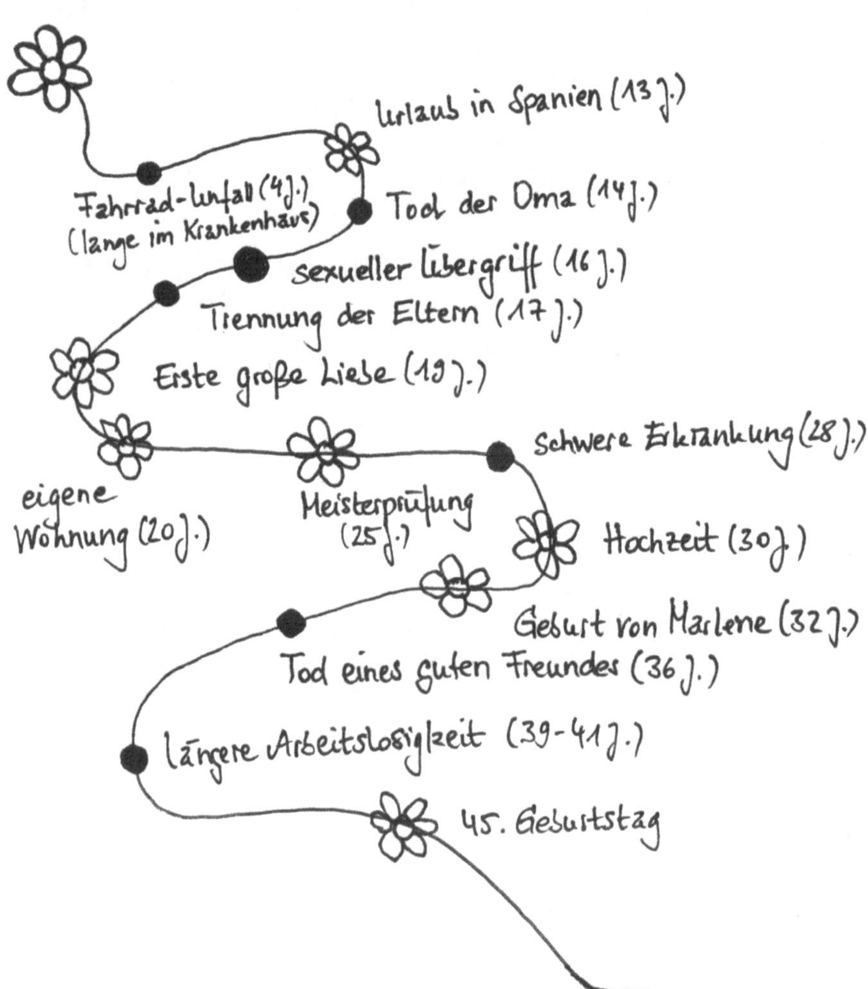

Meine Lebenslinie (Beispiel)

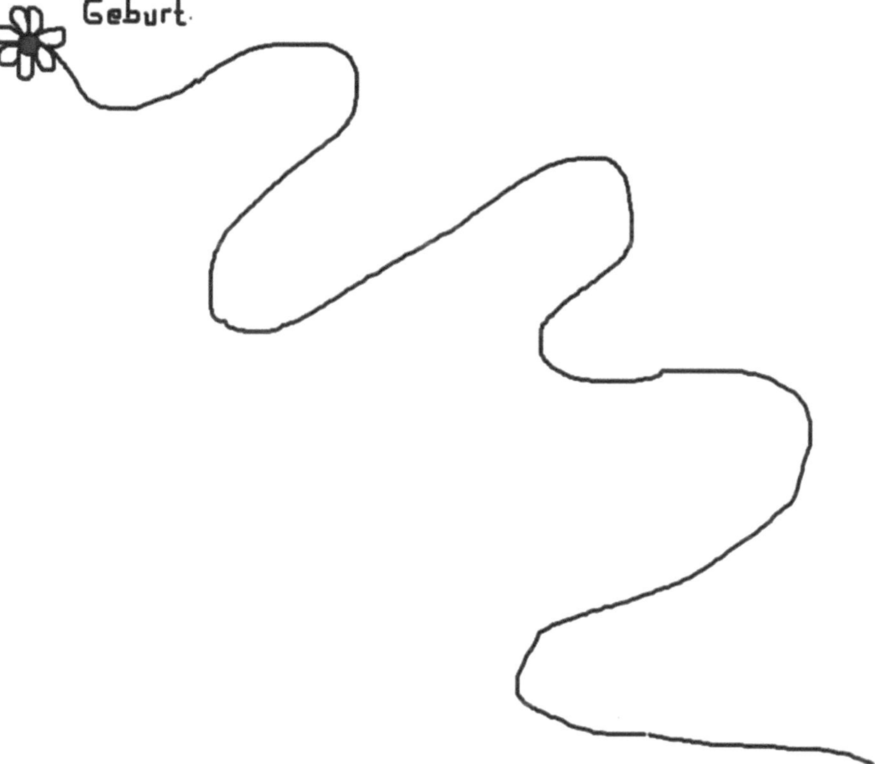

Meine Lebenslinie

» Wenn du deprimiert bist, lebst du in der Vergangenheit. Wenn du ängstlich bist, lebst du in der Zukunft. Wenn du inneren Frieden erlebst, dann lebst du in der Gegenwart. (Laotse)

Freie Notizen:

20. Woche: Selbstheilung

Datum

Wir fühlen, solange wir leben – an jedem einzelnen Tag, auch wenn uns das nicht immer bewusst ist. Wie schon in den vorherigen Kapiteln erwähnt, handelt es sich hierbei um einen natürlichen, automatisch ablaufenden Vorgang, der mit unserem Denken in engem Zusammenhang steht. Was aber machen wir mit all den Gefühlen?

Der Ausdruck von Freude, Liebe, Glück und Leidenschaft oder aber auch von Ärger, Wut und Gekränktheit ist der Katalysator unserer Seele. Je besser wir von klein auf lernen, auch unsere negativen Empfindungen wahrzunehmen, ihnen Raum geben und sie zum Ausdruck bringen, desto regelmäßiger kann sich unsere Seele reinigen. Indem wir das zeigen, was wir fühlen, wird unser Kopf frei und unser Herz leichter. Wenn wir unser Herz ausschütten, sollte es idealerweise einen verständigen Zuhörer geben. Auf diese Weise heilen wir unsere Wunden selbst!

Viele Leser haben das von ihren Eltern sicherlich gut vermittelt bekommen, und es bereitet ihnen wenig Schwierigkeiten, das nach außen zu kehren, was in ihrem Inneren vorgeht. Andere wiederum sind sehr gehemmt und schämen sich möglicherweise für das, was sie fühlen. Das kann an ihrer Kindheit liegen, in der die Aussprache oder die Körpersprache zum Ausdruck von Gefühlen gemieden wurde, vielleicht gänzlich unerwünscht war oder sogar durch Bestrafung unterdrückt wurde. Wenn wir nicht zeigen dürfen oder können, was wir fühlen, dann verkümmert die Wahrnehmung unserer Sinne. Unser körpereigenes Schutzsystem sorgt dafür, dass wir unsere Gefühle immer schlechter und teils abgeschwächter wahrnehmen, da es zu schmerzhaft wäre, immer wieder von unverarbeiteten Gefühlen überflutet zu werden.

C. Kattan, *Aktiv Depressionen vorbeugen*, https://doi.org/10.1007/978-3-662-58480-4_21

Wenn wir alles mit uns selbst ausmachen müssen, stellt das eine große Überforderung für unseren Organismus dar. Dann kommt es vermehrt zu körperlichen Symptomen wie Rückenschmerzen, Kopfschmerzen oder Schwindel, weil zu viel auf unseren Schultern lastet, der Kopf voll ist und uns von dem Gefühlschaos schwindelig wird.

Durch die aufgestauten Gefühle quellen wir über, wenn wir nicht ein *Ventil* öffnen und lernen, dosiert Druck abzulassen. Dieses jahrelang gut trainierte Zurückhalten jeglicher emotionaler Erfahrung findet häufig in einer depressiven Erkrankung ihren Ausdruck. Das ist den Betroffenen meist nicht bewusst, weshalb sie erst einmal ratlos vor einem großen Fragezeichen stehen, zumal ihre sonstigen Lebensumstände augenscheinlich unproblematisch wirken können.

Den Ausdruck von Gefühlen können wir auch als Erwachsene noch lernen. Er ist enorm wichtig für das soziale Zusammenleben, denn er macht uns für unsere Mitmenschen spürbar, nahbar und sympathisch. Gefühle sind menschlich, auch wenn es sich in manchen Situationen fremd oder beschämend anfühlen kann, vor allem wenn Wut, Traurigkeit und Angst in der Kindheit unterdrückt werden mussten.

In manchen Situationen fällt es uns leichter zu widersprechen, zu weinen oder andere Gefühle zu zeigen. In anderen Momenten können diffuse Sorgen, problematische Beziehungen, dominante Gesprächspartner, Verlustängste, persönliche Gehemmtheit und viele weitere Faktoren dazu beitragen, dass wir nicht das zur Sprache bringen, was wir fühlen und was unsere Seele belastet.

Wie gut gelingt es mir im Allgemeinen, meine Gefühle auszudrücken?

Bearbeite nun zum Thema Selbstheilung die folgenden Aufgaben.

Bitte schätze dich mit einem Kreuz auf einer Skala von 1 bis 10 ein. 1 bedeutet, dass du so gut wie nie deine Gefühle zum Ausdruck bringst oder sogar versuchst, sie zu verstecken. 10 bedeutet, dass es dir keinerlei Schwierigkeiten bereitet, Gefühle wie zum Beispiel Freude, Traurigkeit, Angst oder Verliebtheit zu zeigen.

1 ____ 10

Wie fühle ich mich dabei, wenn mein Gegenüber einen Gefühlsausbruch zeigt?

Wie gut kannst du mit den Gefühlen anderer Menschen umgehen? 1 bedeutet, dass du dich extrem unwohl fühlst, möglicherweise sogar Schamgefühle hast, wenn dein Gegenüber weint oder andere Gefühle zeigt. 10 bedeutet, dass es dir keinerlei Schwierigkeiten bereitet, deinem Gesprächspartner zuzuhören und mitfühlend zu reagieren, wenn er oder sie zum Beispiel Wut oder Enttäuschung äußert.

1 ____ 10

Welche Situationen können mich darin unterstützen, aufgestaute Gefühle auszudrücken und loszuwerden?

Zum Beispiel: *Das Auspowern beim Sport – das Anhören gefühlvoller Musik – Gespräche mit einer vertrauten Person – Tagebuch schreiben – Momente innerer Einkehr …*

___

___

___

___

Mein Gefühlstagebuch der letzten 3 Tage

Indem wir uns unserer Gefühle bewusst werden, können sie verarbeitet werden, und die negativen Empfindungen klingen schneller ab. Ängste relativieren sich, und eine etwaige Enttäuschung oder die Wut auf andere Menschen oder Umstände nimmt ab. So können wir uns selbst heilen, unsere Seele befreien und unangenehme Gefühlszustände schneller beenden.

Versuche, so gut es dir gelingt, dich an die letzten drei Tage zu erinnern, und schreibe die dazugehörigen Gefühle auf.

Wenn du in einer Beziehung lebst, dann ist das eine wunderbare Übung, die du auch einmal pro Woche gemeinsam mit deinem Partner oder deiner Partnerin machen kannst. Gebt euch während eines gemeinsamen Essens nacheinander gegenseitig die Gelegenheit, die Woche rückblickend zu beschreiben, so wie ihr sie jeweils erlebt und gefühlt habt. Es empfiehlt sich, einen festen Wochentag dafür festzuhalten, da sonst die guten Vorsätze durch den Alltagsstress in Vergessenheit geraten können.

Was war positiv, was hat euch weniger gefallen? Auf die Weise ermöglicht ihr euch regelmäßig, euch als Paar weiterzuentwickeln. Das steigert die Zufriedenheit in der Partnerschaft und ihr lernt euch und eure Bedürfnisse noch besser kennen.

Kann ich mich an eine oder mehrere Situationen erinnern, in denen ich mir rückblickend gewünscht habe, ich wäre in der Lage gewesen, mehr Gefühle zu zeigen?

»Im selben Maß du willst empfangen, musst du geben! Willst du ein ganzes Herz, so gib ein ganzes Leben. (Friedrich Rückert)

21. Woche: Selbsterfahrung
Datum

Heutzutage besitzen die meisten Menschen in Europa ein Smartphone, sind ständig erreichbar und machen laut einer aktuellen Studie bis zu achtzigmal täglich davon Gebrauch. Unser Medienkonsum von Spiegel Online bis YouTube, von Facebook bis Twitter, von PC-Spielen bis zum alltäglichen Fernsehen geht über die notwendige zwischenmenschliche Kommunikation weit hinaus. Wir wirken süchtig danach und können uns ein Leben ohne diese Technik gar nicht mehr vorstellen. *Immer ist irgendetwas los in der Welt um uns herum.* Wer auf dem aktuellen Stand sein möchte, der muss mit der Zeit gehen. Unsere Aufmerksamkeit wechselt schnell von der einen WhatsApp-Nachricht des Freundes zu dem interessant klingenden Hashtag, den Schlagzeilen in den Nachrichten zurück zu der nächsten E-Mail eines Familienmitgliedes. Wie sollen wir da innehalten und uns selbst wahrnehmen?

Wir können uns zunehmend schlechter für eine bestimmte Zeit konzentrieren. Ein problematischer Gebrauch sozialer Medien und Internetsucht sind zu einem ernst zu nehmenden gesellschaftlichen Problem geworden. Studien zufolge sind weltweit mehr als zehn Prozent aller jungen Erwachsenen süchtig nach dem Gebrauch des Internets. Der Medienkonsum verändert uns und ist ein weiterer Faktor, der es uns erschwert, den gegenwärtigen Moment bewusst wahrzunehmen. Jahrzehntelang hat die Menschheit durch zunehmende Technisierung versucht, die Abläufe des Alltags zu beschleunigen. Jetzt sind wir an einem Punkt angelangt, wo klar wird, dass wir unseren Alltag wieder entschleunigen müssen, da durch unsere ständige Mediennutzung erheblicher Stress entsteht. Er ist unserem Befinden abträglich oder kann uns sogar krank

C. Kattan, *Aktiv Depressionen vorbeugen*, https://doi.org/10.1007/978-3-662-58480-4_22

machen. Die Informationsflut setzt so manchen unter Druck, hält uns von wichtigeren Erledigungen ab und überfordert die Verarbeitungsmöglichkeiten unseres Gehirnes. Wir *schalten* den ganzen Tag über nicht ab.

Allerdings haben wir uns so sehr daran gewöhnt, auf alles sofort und überall Zugriff zu haben, dass es gar nicht so leicht scheint, auf die Nutzung dieser Medien zu verzichten. Es ist jedoch eine wertvolle Erfahrung, mehrere Stunden oder einzelne Tage zum Beispiel ohne den Gebrauch des Smartphones zu gestalten. Dadurch wird uns bewusst, wie wir uns selber abhängig machen, und diese Erkenntnis führt dazu, dass wir an unserem Verhalten etwas ändern können, sofern wir es für notwendig erachten.

In dieser Woche geben dir die Übungen Gelegenheit, weitere Selbsterfahrungen zu machen. Selbsterfahrung bedeutet, dass wir uns selbst die Chance geben, etwas Neues über uns zu erfahren. Wenn wir uns hingegen den ganzen Tag mit Medien oder anderen Suchtmitteln betäuben, dann verlieren wir den Bezug zu uns selbst.

Im folgenden Abschnitt werden Achtsamkeitsübungen aufgegriffen, deren Nutzen bereits in den ersten Kapiteln erklärt wurde.

Wie oft benutzt du dein Handy oder sitzt am Computer? Hast du schon einmal das Gefühl gehabt, dass du deine Zeit damit nutzlos vergeudet hast?

Wenn du dazu neigst, auch bei Fußwegen zu telefonieren oder während der Mahlzeiten in dein Mobiltelefon zu schauen, dann sind die folgenden Übungen hilfreich, deine Zeit ohne Mediengebrauch bewusst zu gestalten.

Ich versuche, bewusst 24 Stunden lang auf mein Handy zu verzichten. Ist mir die Handydiät schwer gefallen?

Meine Erfahrungen, Gedanken und Gefühle

____

____

____

____

____

____

Wie habe ich die Zeit genutzt, die ich zuvor mit Telefonieren, Nachrichten schreiben oder im Internet Surfen verbracht habe?

____

____

____

____

____

Stelle dir bitte vor, dass du dein Handy jeden Tag zu einer festen Uhrzeit nur für eine Stunde in Gebrauch nimmst. Was sind die Argumente für solch eine eingeschränkte Nutzung, und was spricht dagegen?

Pro:

____

____

____

____

Contra:

____

____

____

____

Wie fühlt es sich an, achtsam zu essen?
Nimm dir 15 Minuten für eine Mahlzeit, in der du schweigend isst und erst nach Ablauf der Zeit den Teller geleert hast. Lies die Zeit am besten an deiner Armbanduhr ab. Vor, während und nach den Mahlzeiten solltest du ebenfalls bewusst auf die Nutzung deines Smartphones oder Tablets verzichten.

Versuche so achtsam zu essen, sodass du alle deine Sinne beteiligst und auf deinen Körper achtest. Sich selbst zu fragen, wie man sich mit dem Genuss bestimmter Nahrungsmittel fühlt, wird langfristig den Verzehr ungesunder Lebensmittel reduzieren.

Bewusstes Gehen

Übe dich in bewusstem Gehen. Wenn dich ein Fußweg zu deiner Arbeit oder zu anderen Erledigungen führt, auf dem du sonst dein Handy genutzt hast oder Musik gehört hast, dann versuche jetzt, jeden Schritt bewusst wahrzunehmen. Spüre achtsam, wie du erst deine Fersen aufsetzt und sich dann dein Fuß abrollt. Beobachte, wie sich deine Muskeln in den Beinen anfühlen und wie sich dein Körper anspannt, wenn du das Tempo erhöhst. Fällt es dir schwer, auf deine Beine zu achten, dann fokussiere deine Aufmerksamkeit zusätzlich auf deinen Atem. Versuche, über vier Schritte hinweg jeweils ein- und auszuatmen. Je länger du es probierst, desto eher wirst du zur Ruhe kommen, und es wird sich wie eine Meditationsübung anfühlen.

Notiere hier deine Beobachtungen am Ende des Tages.

Beobachtung:

»Menschen wurden erschaffen, um geliebt zu werden. Dinge wurden erschaffen, um benutzt zu werden. Der Grund, warum sich die Welt im Chaos befindet ist, weil Dinge geliebt und Menschen benutzt werden. (Dalai Lama)

22. Woche: Glaubenssätze

Datum

Schon früh werden wir in unserer Entwicklung geprägt. Unser Selbstbild entsteht bereits in jungen Jahren und hat maßgeblich Einfluss darauf, wie wir uns fühlen und wie sicher wir uns im Leben bewegen und entwickeln. Jeder Mensch trägt Glaubenssätze in sich, die sein Handeln beeinflussen. Das sind Meinungen und Überzeugungen, die wir durch bestimmte Erlebnisse oder Erfahrungen gebildet haben. Und manchmal sind es schlichtweg falsche oder unzweckmäßige Glaubens- und Lebensmuster, die unsere Entwicklung erschweren können und uns in unserer persönlichen Entfaltung hindern. Häufig entscheiden sie darüber, ob wir mit einem starken oder einem eher schwachen Selbstwertgefühl ausgestattet sind. Wenn wir uns unserer eigenen Glaubenssätze bewusst werden, dann erkennen wir beispielsweise, warum wir gewisse Dinge im Leben vermeiden. Wenn du der Überzeugung bist, dass du dich nicht gut ausdrücken kannst und leicht einzuschüchtern bist, dann wirst du dich vor einem dominanten Chef immer sprachlos und eingeschüchtert fühlen. Solche Annahmen sind häufig unbewusst, tief in uns verankert und verbergen sich hinter unangenehmen Gefühlen oder Gedanken. Je genauer wir unsere eigenen Glaubenssätze kennen, desto besser können wir sie überprüfen und uns fragen, ob sie dazu beitragen, uns glücklich und zufrieden zu machen, oder ob sie eher hinderlich sind. Wenn wir etwas glauben, dann ist das nur eine mögliche Sichtweise, nicht unbedingt die Wahrheit. Wenn du davon überzeugt bist, dass Männer nicht treu sein können, weil du das so in deiner Familie oder der eigenen Pubertät erlebt hast, dann wirst du durch dein Misstrauen in jeder Partnerschaft in Konflikte geraten oder sie sogar selber provozieren.

C. Kattan, *Aktiv Depressionen vorbeugen*, https://doi.org/10.1007/978-3-662-58480-4_23

Einige häufig vorkommende Glaubenssätze sind: *Ich bin nicht liebenswert. Ich habe immer Pech in der Liebe. Ich mache alles falsch. Ich bin dumm. Ich schaffe das nicht.*

Solange du diese Überzeugungen in dir trägst, wirst du dich auch so fühlen. Für jeden dieser Glaubenssätze gibt es eine oder mehrere Entstehungssituationen.

Uns diese bewusst zu machen, kann uns helfen, die aufgestellte Behauptung zu hinterfragen. Glaubenssätze geben uns einerseits Sicherheit und schützen uns auch vor Enttäuschungen. Andererseits tragen sie einen großen Teil dazu bei, dass wir immer wieder Schmerzen und Enttäuschungen erleben. Denn durch unsere Erwartungshaltung ziehen wir oft genau solche Situationen an, in denen wir uns in unserem Glaubenssatz bestätigt sehen.

Einige Annahmen basieren auf dem *Alles-oder-Nichts-Prinzip* und lauten: Immer … Nie … Ich kann nicht … Jedes Mal, wenn …

Falls es dir schwerfällt, deine Glaubenssätze zu finden, so kannst du dich mit den nachfolgend aufgeführten Satzanfängen an möglicherweise tief verwurzelte Überzeugungen herantasten. In unserer persönlichen Entwicklung profitieren wir jedoch von kraftvollen, positiv formulierten Annahmen am meisten.

Vervollständigen der Satzanfänge

Wenn du dich an deine Kindheit erinnerst, werden dir wahrscheinlich auch Situationen einfallen, die bedrückend, beängstigend oder im schlimmsten Fall traumatisierend waren. Manchmal ergeben sich aus solchen Situationen Folgen für unser Leben, die sich wie eine Art Lehre in unserem Gedächtnis einprägt. Die folgenden Satzanfänge können dir behilflich sein, solche ungünstigen Kindheitsprägungen zu erkennen. Versuche eine Formulierung zu finden, die auf dein Leben zutrifft und taste dich so an deine Glaubenssätze heran.

Eine Lehre, die ich nie vergessen werde: …

____

____

____

____

Mein Vater/meine Mutter sagte häufig: …

____

____

____

____

Von meiner Oma/meinem Opa hörte ich immer: …

____

____

____

____

Etwas, das ich nie wahrhaben wollte: …

____

____

____

____

Meine Glaubenssätze

Versuche jetzt, ausgehend von deinen so eben vervollständigten Sätzen, deine eigenen Glaubenssätze zu formulieren. Wenn dir dies gelungen ist, kannst du jeden einzelnen Glaubenssatz unter 1. bis 5. eintragen und in der anschließenden Aufgabe einer genauen Prüfung unterziehen.

Vielleicht gelingt es dir daraufhin, den einen oder anderen Glaubenssatz aus deinem Wortschatz und auch aus deiner Erinnerung zu streichen oder durch einen wohlwollenden, kraftgebenden Spruch zu ersetzen.

Manche Annahmen behindern uns auf unserem Lebensweg, weshalb wir uns von ihnen trennen sollten.

Beispiele: Ich schaffe das nicht. Das Leben ist hart und ungerecht. Ich habe nie genug Zeit. Ich bin zu alt dafür. Ich muss es alleine schaffen, keiner hilft mir. Ich bin nicht beziehungsfähig. Andere wollen mich immer übers Ohr hauen …

Viel Erfolg!

1. ____
2. ____
3. ____
4. ____
5. ____
6. ____

> »Wenn der Wind der Veränderung weht, bauen einige Menschen Mauernund einige Windmühlen. (Chinesisches Sprichwort)

Beispiel

1. Glaubenssatz (Ich schaffe das nicht)

Was sind die Belege dafür?

Mein Vater hat damals zu mir gesagt, ich sei nicht schlau genug für ein Studium.

Was sind die Belege dagegen?

In der Schule war ich immer recht gut, und ich konnte mich meist motivieren, an meinen Zielen zu arbeiten. Die Prüfung für den Führerschein habe ich im ersten Versuch bestanden.

Basieren meine Bewertungen auf Gefühlen statt auf Fakten?

Ich habe mich durch die Aussage meines Vaters einschüchtern lassen und mich seitdem so gefühlt, als wäre ich einfach nicht ausreichend klug, um beispielsweise zu studieren.

Ist es Gewohnheit, so zu denken, oder basiert die Überzeugung auf einer Tatsache? Benenne bitte gegebenenfalls diese Tatsache.

Ich denke häufig, dass ich etwas nicht schaffen kann, seit ich 14 Jahre alt bin. So zu denken ist eine Gewohnheit geworden.

Sind meine Interpretationen der betreffenden Entstehungssituation realistisch und zutreffend, oder kann ich das auch anders sehen?

Damals habe ich meinem Vater geglaubt, so wie Kinder ihren Eltern glauben. Wenn ich betrachte, was ich seither alles geschafft habe, war seine Aussage nicht richtig.

Wie wahrscheinlich ist es, dass die Überzeugung zutreffend ist?

Meine Überzeugung scheint nicht zutreffend zu sein. Wenn ich mir selber klar mache, was ich alles schon geschafft habe, so sollte ich besser denken: Ich kann sehr viel schaffen!

1. Glaubenssatz

Was sind die Belege dafür?

____

____

____

____

Was sind die Belege dagegen?

Basieren meine Bewertungen auf Gefühlen statt auf Fakten?

Ist es Gewohnheit, so zu denken, oder basiert die Überzeugung auf einer Tatsache? Und zwar auf welcher?

Sind meine Interpretationen der Entstehungssituation realistisch und zutreffend, oder kann ich das alles auch anders sehen?

Wie wahrscheinlich ist es, dass die Überzeugung zutreffend ist?

2. Glaubenssatz

Was sind die Belege dafür?

Was sind die Belege dagegen?

Basieren meine Bewertungen auf Gefühlen statt auf Fakten?

Ist es Gewohnheit, so zu denken, oder basiert die Überzeugung auf einer Tatsache? Und zwar auf welcher?

Sind meine Interpretationen der Entstehungssituation realistisch und zutreffend, oder kann ich das alles auch anders sehen?

Wie wahrscheinlich ist es, dass die Überzeugung zutreffend ist?

3. Glaubenssatz
Was sind die Belege dafür?

Was sind die Belege dagegen?

Basieren meine Bewertungen auf Gefühlen statt auf Fakten?

Ist es Gewohnheit, so zu denken, oder basiert die Überzeugung auf einer Tatsache? Und zwar auf welcher?

Sind meine Interpretationen der Entstehungssituation realistisch und zutreffend, oder kann ich das alles auch anders sehen?

Wie wahrscheinlich ist es, dass die Überzeugung zutreffend ist?

4. Glaubenssatz

Was sind die Belege dafür?

Was sind die Belege dagegen?

Basieren meine Bewertungen auf Gefühlen statt auf Fakten?

Ist es Gewohnheit, so zu denken, oder basiert die Überzeugung auf einer Tatsache?

Sind meine Interpretationen der Entstehungssituation realistisch und zutreffend, oder kann ich das alles auch anders sehen?

Wie wahrscheinlich ist es, dass die Überzeugung zutreffend ist?

5. Glaubenssatz

Was sind die Belege dafür?

Was sind die Belege dagegen?

Basieren meine Bewertungen auf Gefühlen statt auf Fakten?

____

____

____

____

Ist es Gewohnheit, so zu denken, oder basiert die Überzeugung auf einer Tatsache? Und zwar auf welcher?

____

____

____

____

Sind meine Interpretationen der Entstehungssituation realistisch und zutreffend, oder kann ich das alles auch anders sehen?

____

____

____

____

Wie wahrscheinlich ist es, dass die Überzeugung zutreffend ist?

____

____

____

____

6. Glaubenssatz

Was sind die Belege dafür?

Was sind die Belege dagegen?

Basieren meine Bewertungen auf Gefühlen statt auf Fakten?

Ist es Gewohnheit, so zu denken, oder basiert die Überzeugung auf einer Tatsache? Und zwar auf welcher?

Sind meine Interpretationen der Entstehungssituation realistisch und zutreffend, oder kann ich das alles auch anders sehen?

Wie wahrscheinlich ist es, dass die Überzeugung zutreffend ist?

23. Woche: Bewältigungsstrategien

Datum

Durch ungesundes Essen, zu viel Alkohol, PC-Spiele, exzessiven Sport, zu wenig Schlaf, Kaffee, Nikotin und andere Wachmacher, Sexsucht, Mediensucht, Überarbeitung, Kaufsucht und vieles mehr schaden wir unserer Gesundheit. Manchmal bewusst, oft aber nur aus Gewohnheit und zeitweilig absichtlich, um uns abzulenken oder zu betäuben. Ein jeder entwickelt im Laufe des Lebens seine eigene Strategie, wie er mit Enttäuschungen, Niederlagen, Sorgen, Ängsten oder anderen schlechten Gefühlen umgeht. Es ist fast unmöglich, immer eine konstruktive Auseinandersetzung mit jeglichen Problemen zu finden, die uns im Verlauf eines Lebens begegnen. Aber wie können wir mit all den unerwarteten, vielleicht sogar bösen Überraschungen adäquat umgehen, die an unseren Kräften zehren und uns unserer Unbeschwertheit berauben können?

Übermäßiger Alkoholkonsum und stundenlanges Computerspielen werden bis zu einem gewissen Grad ebenso wenig gesellschaftlich thematisiert wie der tägliche Verzehr billig und schlecht zubereiteter Speisen oder das konsequente Hungern gestresster, durch Medien beeinflusster Jugendlicher. So scheint es fast normal, dass jeder Mensch mindestens ein *Laster* hat. Dieses Verhaltensmuster erscheint zeitweilig wie eine Art Reparaturmechanismus unserer Psyche, da es uns ablenkt und irgendwie *weitermachen* lässt. Dabei entsteht ein starkes Lustgefühl, das wir als angenehm und entlastend empfinden. Die häufige Wiederholung dieser ungünstigen Verhaltensmuster lässt neuronale Verknüpfungen entstehen, die sich in unser Gehirn einspuren und so zu einer Sucht werden können!

C. Kattan, *Aktiv Depressionen vorbeugen*, https://doi.org/10.1007/978-3-662-58480-4_24

Nur durch den bewussten Einsatz solcher Ablenkungs- und Bewältigungsstrategien können wir rechtzeitig erkennen, wann unser Verhalten problematisch wird. Die Sucht nach Ablenkung zur Vermeidung von Unlustgefühlen kann uns in unserer Lebensführung oder unserer körperlichen und geistigen Gesundheit stark einschränken. Wir sollten dann schnellstmöglich nach einer anderen Form der Selbstberuhigung suchen. Dysfunktionale, also abträgliche oder unzweckmäßige Handlungsmuster beruhigen uns zwar meist kurz-, aber niemals längerfristig. Spätestens am nächsten Morgen wenn wir wieder erwachen, stehen wir vor demselben Problem.

In der 14. Woche wurden dir Möglichkeiten vorgestellt, wie du gelassener mit Problemen umgehen kannst, die nicht unmittelbar zu lösen sind. In dieser Zeit ist es übergangsweise ratsam, sich auf *gesunde Weise* abzulenken.

Ein Spaziergang im Freien, ein Abendessen in der Stadt, intensive Gespräche mit Freunden, sportliche Betätigung und ein gut strukturierter Tag sind einige Beispiele, unsere Konzentration auf die Außenwelt zu richten. Wir helfen unserem Verstand damit, das anzunehmen, was wir zu dem Zeitpunkt noch nicht ändern können. Indem wir unsere Passivität durchbrechen und aktiv am Leben teilnehmen, wird sich jeder negative Zustand, zumindest in einigen Aspekten, schneller zum Positiven wenden. Ein Spaziergang ist sehr heilsam wenn die Welt *stillzustehen* scheint und wir uns lieber zu Hause verkriechen würden.

Wir Menschen haben unser Leben selbst in der Hand. Wir haben mehr Einfluss, als wir ahnen – wir müssen nur lernen, ihn zielgerichtet einzusetzen.

Was sind meine ungünstigen Bewältigungsstrategien?

____

____

____

____

____

Was sind meine guten Beruhigungsstrategien?

Welche der oben genannten dysfunktionalen Muster könnte ich durch gesundheitsförderndes Verhalten ersetzen?

Beispiele: Anstatt mich in traurigen Momenten alleine in der Wohnung zurückzuziehen, könnte ich mich einem Freund am Telefon anvertrauen. Bevor ich das nächste Mal meinen Frust mit Alkohol begieße, werde ich einen Waldspaziergang machen und darüber nachdenken, wie diese Situation zukünftig zu vermeiden ist. Wenn ich das nächste Mal vor einem Problem stehe, werde ich nicht unkontrolliert Süßigkeiten essen sondern versuchen, es strukturiert anzugehen und mache mir dafür ein paar Notizen.

Welche angstbesetzten Gedanken entstehen, wenn ich auf jede Art der Ablenkung oder Betäubung (z. B. Rauchen, Alkohol trinken, Medienkonsum, Frustkauf, Cybersex) verzichten müsste?

Welche Krise habe ich in der Vergangenheit gut bewältigt? Was hat mir dabei geholfen?

____

____

____

____

____

> »Erwecke Träume und lebe sie in der Realität, denn für Tatendrang ist es nie zu spät. Trotz müder Knochen und eines schwachen Gemüts deiner Schaffenskraft neue Stunde erblüht. (Carolina Kattan)

24. Woche: Resumé

Datum

Herzlichen Glückwunsch! Wenn du in dieser Woche angekommen bist und die Aufgaben achtsam und gewissenhaft durchgearbeitet hast, dann wird sich dein Leben bereits verändert haben. Das empfindliche Zusammenspiel von Körper, Geist und Seele wird durch die Anforderungen des Alltags und den stetigen Wandel unserer Gesellschaft immer wieder auf unterschiedliche Weise beeinflusst und teilweise bedroht. Da wir für unser Leben selbst verantwortlich sind, sollten wir möglichst immer darauf bedacht sein, dieses Zusammenspiel vor ungünstigen Einflüssen zu schützen. Je besser und harmonischer unser Kopf mit unserem Körper und unserem Herzen kommuniziert, desto besser ist unser psychisches Befinden, und der Alltagsstress nimmt ab. Das gelingt uns durch Achtsamkeit und durch eine gute Verbindung zu unseren inneren Empfindungen. Wenn wir in einem guten Kontakt mit uns selbst sind und zu uns selbst stehen, dann verleiht uns das persönliche Freiheit und gelingende zwischenmenschliche Beziehungen.

Der Umgang mit unseren persönlichen Defiziten, unseren Bedenken und unseren Sorgen trägt wesentlich dazu bei, ob wir uns im Gleichgewicht befinden. Wir sollten also einerseits akzeptieren, dass wir Fehler machen und Schwächen haben, die uns angreifbar machen. Andererseits sollten wir bemüht sein, unsere negativen Gefühle wieder mit positiven Erlebnissen auszugleichen. In einem solchen, ausgeglichenen Zustand ruhen wir in uns selbst. So können wir über uns selbst hinauswachsen und alles schaffen, was wir im Leben erreichen wollen! Je mehr du zu dir selbst gefunden hast, desto besser kannst du dich anderen Menschen gegenüber öffnen, Dinge zulassen und Wohlwollen erfahren.

C. Kattan, *Aktiv Depressionen vorbeugen*, https://doi.org/10.1007/978-3-662-58480-4_25

Vielleicht hat dieses Buch dir auch dabei geholfen, die Dinge im Leben gelassener zu sehen, die du nicht beeinflussen kannst. Denn diese Gelassenheit bewahrt dir deine körperliche und geistige Kraft, die du wiederum einsetzen kannst, um die Umstände zu bearbeiten, die sich durch deinen eigenen Einfluss ändern lassen.

Nutze in dieser Woche die Gelegenheit, dich an all das zu erinnern, was du in den letzten Monaten über dich gelernt hast oder worüber du möglicherweise auch verwundert warst. Vielleicht gab es Übungen oder Themen, die dich besonders interessiert haben, oder deine Neugier wurde geweckt, sodass du deine Kenntnisse vertiefen möchtest. Über beispielsweise Achtsamkeit oder Selbstfürsorge findest du ein umfassendes Angebot an Literatur im Internet und im Fachbuchhandel.

Wenn du dich jetzt an ein Thema erinnerst, das dir besonders schwerfiel oder deren Bearbeitung der Aufgaben dir nicht gut gelungen ist, so kannst du nun nochmals an diese Stelle blättern und es erneut versuchen.

Möglicherweise sind dir in den letzten Wochen auch Entwicklungsbereiche oder persönliche Begrenzungen bewusst geworden, an denen du weiter arbeiten möchtest. Hierfür kannst du externe Hilfe, zum Beispiel eine Psychotherapie oder eine andere Form der Beratung, in Anspruch nehmen, aber auch einige Themen dieses Praxisbuches als Arbeitsgrundlage nutzen.

Die Bearbeitung der letzten Aufgaben soll dir helfen, darüber zu reflektieren, wie du deinen persönlichen Nutzen einschätzt und was du mithilfe dieses Buches lernen konntest.

Wie wohl habe ich mich vor einem halben Jahr mit meiner gesamten Lebenssituation gefühlt?

1 ———————————————————— 10

unwohl — sehr gut

Wie wohl fühle ich mich heute mit meiner Lebenssituation?

1 ———————————————————— 10

unwohl — sehr gut

Was habe ich in den letzten Monaten über mich gelernt?

Wie gelassen bin ich im Alltag, und wie begegne ich den einzelnen Herausforderungen in meinem Leben?

1 —————————————————————————— 10
maximal angespannt sehr gelassen

Was müsste ich von nun an verändern, um besser loslassen zu können und gelassener zu sein?

Welche Haltung oder welches Verhalten würde eine Verschiebung von zwei Punkten nach rechts auf der Skala bewirken?

Um gelassener zu sein, möchte ich weniger …

____

____

____

____

____

____

Um gelassener zu sein, möchte ich mehr …

____

____

____

____

____

____

____

Welche Veränderungen sind mir gelungen?

Blättere bitte noch einmal zu der neunten Woche, in der deine Zielorientierung Thema war: Schädigende Gewohnheiten, Mangelzustände oder ungünstige Lebensumstände sollten baldmöglichst geändert werden. Welche der von dir in der neunten Woche geplanten Veränderungen ist dir in den letzten Monaten gelungen, und welche konntest du noch nicht umsetzen, sodass du dir nun eine neue Bearbeitungsfrist setzen solltest?

1. ______________________________

Veränderung realistisch? Beginn wann?

2. ______________________________

Veränderung realistisch? Beginn wann?

3. ______________________________

Veränderung realistisch? Beginn wann?

4. ______________________________

Veränderung realistisch? Beginn wann?

5. ______________________________

Veränderung realistisch? Beginn wann?

...

Mandala

Wenn du gerne malst, dann nutze diese letzte Aufgabe dafür, deinen Gedanken nachzuhängen, während du dieses Mandala zum Beispiel mit Buntstiften ausmalst. Versuche einen Zeitraum zu finden, der es dir erlaubt, dich ungestört und in aller Ruhe mit der farblichen Ausgestaltung des Bildes zu befassen.

Die Symbolik eines Mandalas soll direkt auf das Unbewusste zielen, sodass durch bestimmte Farben und Formen bestimmte Bereiche der Psyche angesprochen und stimuliert werden. Ein Mandala kann sowohl abstrakte Formen und Ornamente als auch Darstellungen von Tieren und anderem enthalten, ebenso alle möglichen Symbole aus Religion, Esoterik oder Psychologie.

Das Ausmalen ist eine Art der Meditation, die innere Ruhe und Gelassenheit erfordert.

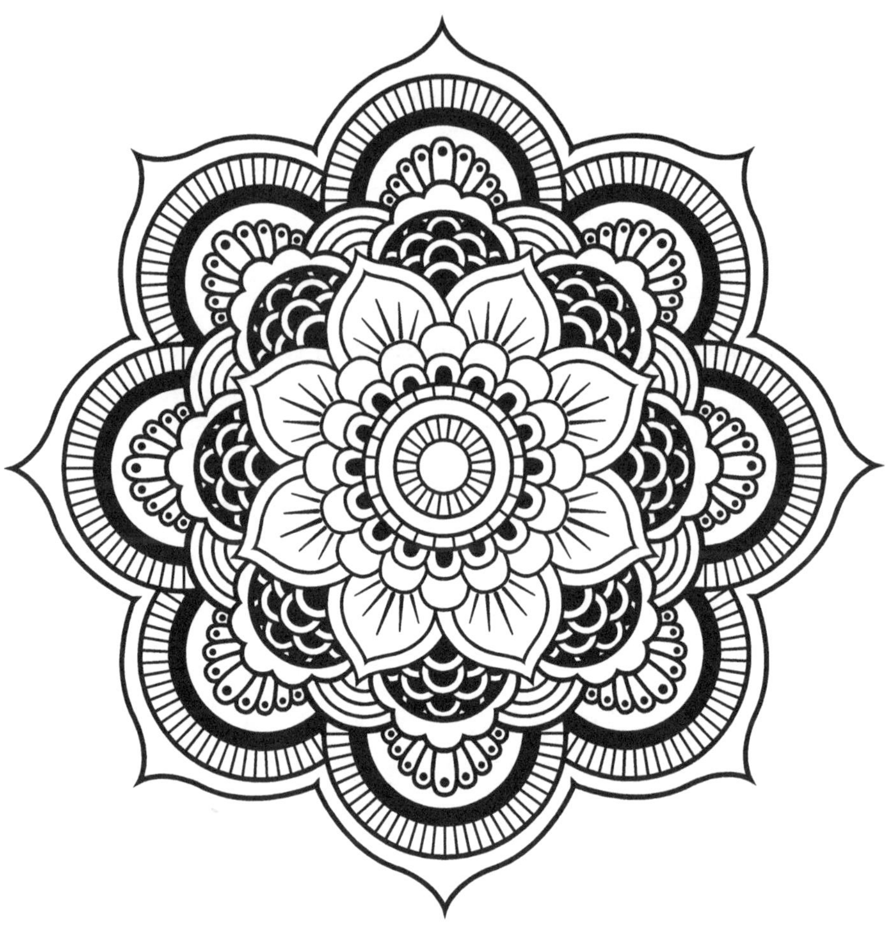

© Real Illusion/stock.adobe.com

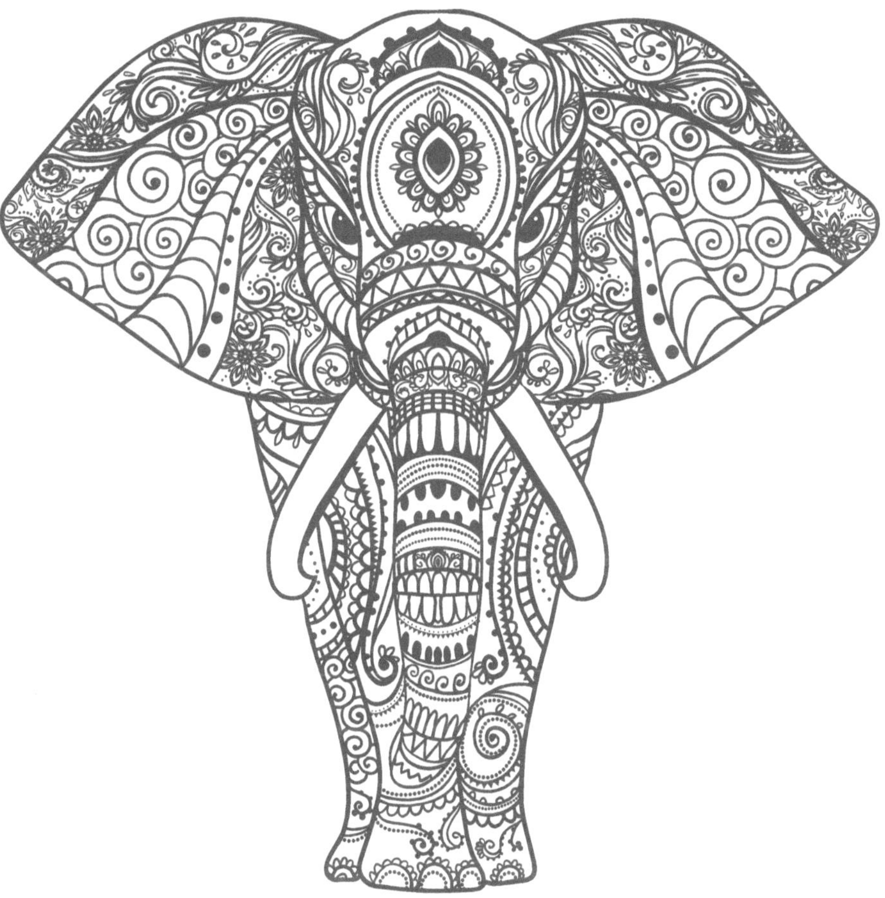

Literaturverzeichnis

Brandon, N. (2008). Die 6 Säulen des Selbstwertgefühls. München: Piper.

Ehlers, A. (1999). Posttraumatische Belastungsstörung. Göttingen: Hogrefe.

Fredrickson, B. L. (2011). Die Macht der guten Gefühle. Frankfurt am Main: Campus.

K.J. Becker, Seefeld. Listen zur gewaltfreien Kommunikation (abgewandelt).

Pease, A. & B. (2017). Wie du kriegst, was du brauchst, wenn du weißt, was du willst. Berlin: Ullstein.

Reddemann, L. (2002). Imagination als heilsame Kraft. Stuttgart: Klett-Cotta.

Stahl, S. (2015). Das Kind in dir muss Heimat finden. München: Kailash.

Tolle, E. (2015). Jetzt! Die Kraft der Gegenwart. Bielefeld: Kamphausen.

Van der Kolk, B. (2017). Verkörperter Schrecken. Lichtenau: Probst.

C. Kattan, *Aktiv Depressionen vorbeugen*, https://doi.org/10.1007/978-3-662-58480-4

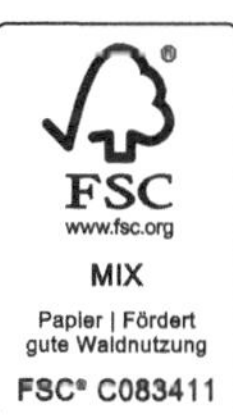

Zeitfracht Medien GmbH
Ferdinand-Jühlke-Straße 7
99095 Erfurt, Deutschland
produktsicherheit@kolibri360.de